PROF. A. BERG | A. STENSITZKY | PROF. D. KÖNIG

CHOLESTERIN SENKEN

mit Wirkstoffen aus der Na

QUALITÄTS G|U GARANTIE

DIE GU-QUALITÄTSGARANTIE

Wir möchten Ihnen mit den Informationen und Anregungen in diesem Buch das Leben erleichtern und Sie inspirieren, Neues auszuprobieren. Bei jedem unserer Produkte achten wir auf Aktualität und stellen höchste Ansprüche an Inhalt, Optik und Ausstattung.
Alle Informationen werden von unseren Autoren und unserer Fachredaktion sorgfältig ausgewählt und mehrfach geprüft. Deshalb bieten wir Ihnen eine 100 %ige Qualitätsgarantie.

Darauf können Sie sich verlassen:
Wir legen Wert darauf, dass unsere Gesundheits- und Lebenshilfebücher ganzheitlichen Rat geben. Wir garantieren, dass:
- alle Übungen und Anleitungen in der Praxis geprüft und
- unsere Autoren echte Experten mit langjähriger Erfahrung sind.

Wir möchten für Sie immer besser werden:
Sollten wir mit diesem Buch Ihre Erwartungen nicht erfüllen, lassen Sie es uns bitte wissen! Nehmen Sie einfach Kontakt zu unserem Leserservice auf. Sie erhalten von uns kostenlos einen Ratgeber zum gleichen oder ähnlichen Thema. Die Kontaktdaten unseres Leserservice finden Sie am Ende dieses Buches.

GRÄFE UND UNZER VERLAG. *Der erste Ratgeberverlag – seit 1722.*

THEORIE

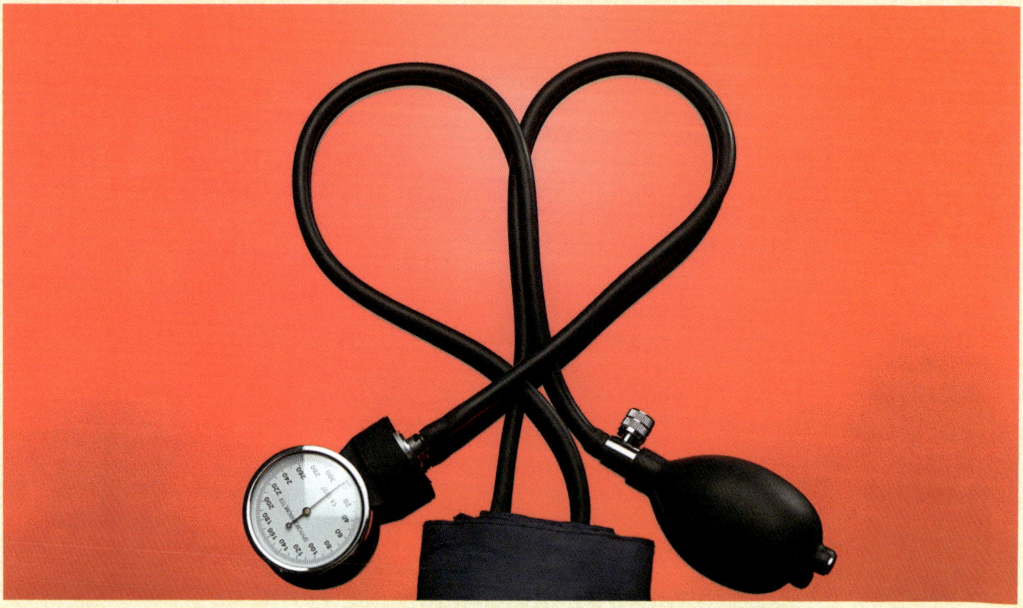

PRAXIS

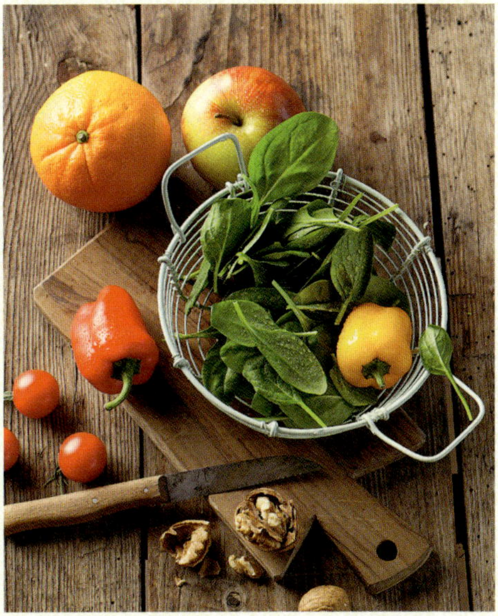

SERVICE

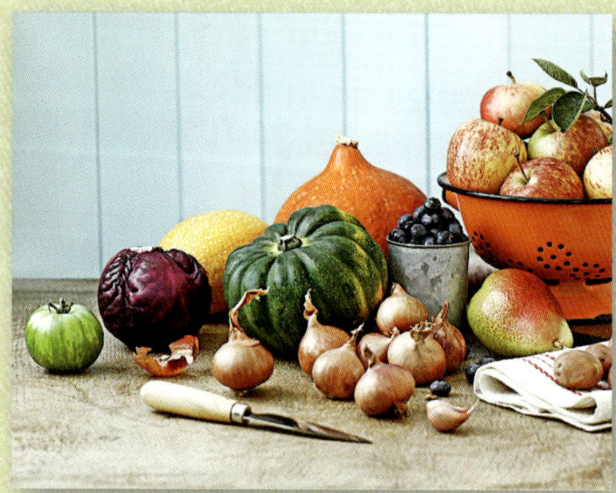

PROFESSOR DR. ALOYS BERG

Facharzt für Laboratoriumsmedizin sowie für Physikalische und Rehabilitative Medizin

»Es geht um einen machbaren Weg: cholesteringesund und bewusst ernähren – nicht cholesterinfrei!«

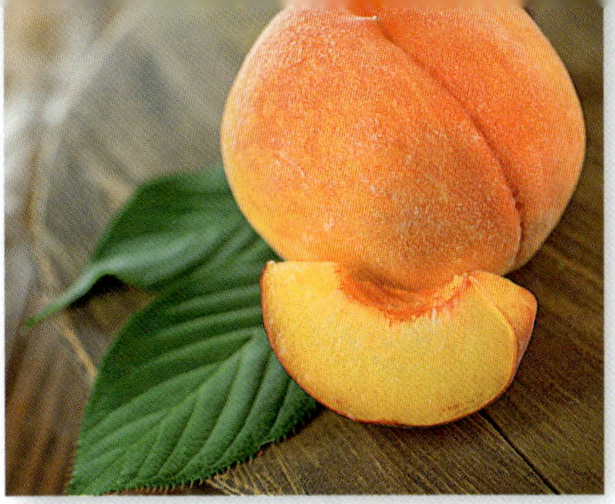

EIN WORT VORAB

»Vorsicht vor Cholesterin!« Seit Jahren sorgt diese Substanz immer wieder für Schlagzeilen. Doch Cholesterin ist nicht gleich Cholesterin. Es wird in »gutes«, sogenanntes HDL- und »schlechtes« LDL-Cholesterin unterschieden. Letzteres gilt als schlecht, weil es Cholesterin zum Gewebe transportiert und so Ablagerungen in den Gefäßen fördern kann. Damit trägt es zur Arterienverkalkung bei, eine der Hauptursachen für lebensgefährliche Herz-Kreislauf-Erkrankungen – allen voran den Herzinfarkt. HDL-Cholesterin hingegen transportiert Cholesterin aus dem Blut ab. Deshalb sollte nur der LDL-Wert niedrig, der Wert des »guten« HDLs jedoch hoch sein.

Zur Senkung des Cholesterinspiegels im Blut gibt es inzwischen wirksame Medikamente. Es werden aber ebenso Mineraldrinks, Vitalpilze und vieles andere mehr propagiert – nicht immer mit kontrollierter und gesicherter Wirkung. Sicher hingegen ist, dass Sie auch ohne Medikamente bereits über die Auswahl von Lebensmitteln Ihre Cholesterinwerte positiv beeinflussen können. So minimieren Sie Ihr Risiko für Fettstoffwechselstörungen und Herz-Kreislauf-Erkrankungen.

Was aber hilft genau, den Cholesterinspiegel dauerhaft auf ein gesundes Maß zu senken? Und was ist zweifelhaft, unwirksam oder sogar gesundheitsgefährdend? Dieser Ratgeber gibt Ihnen auf diese und viele weitere Fragen Antworten. Vor allem aber bietet er Ihnen die Möglichkeit, mit Ihrer Ernährung ganz gezielt Einfluss auf Ihre Blutfettwerte zu nehmen und sich so für ein cholesteringesundes Leben zu entscheiden.

Wir wünschen Ihnen eine anregende und interessante Lektüre.

Prof. Dr. Aloys Berg   Andrea Stensitzky-Thielemans   Prof. Dr. Daniel König

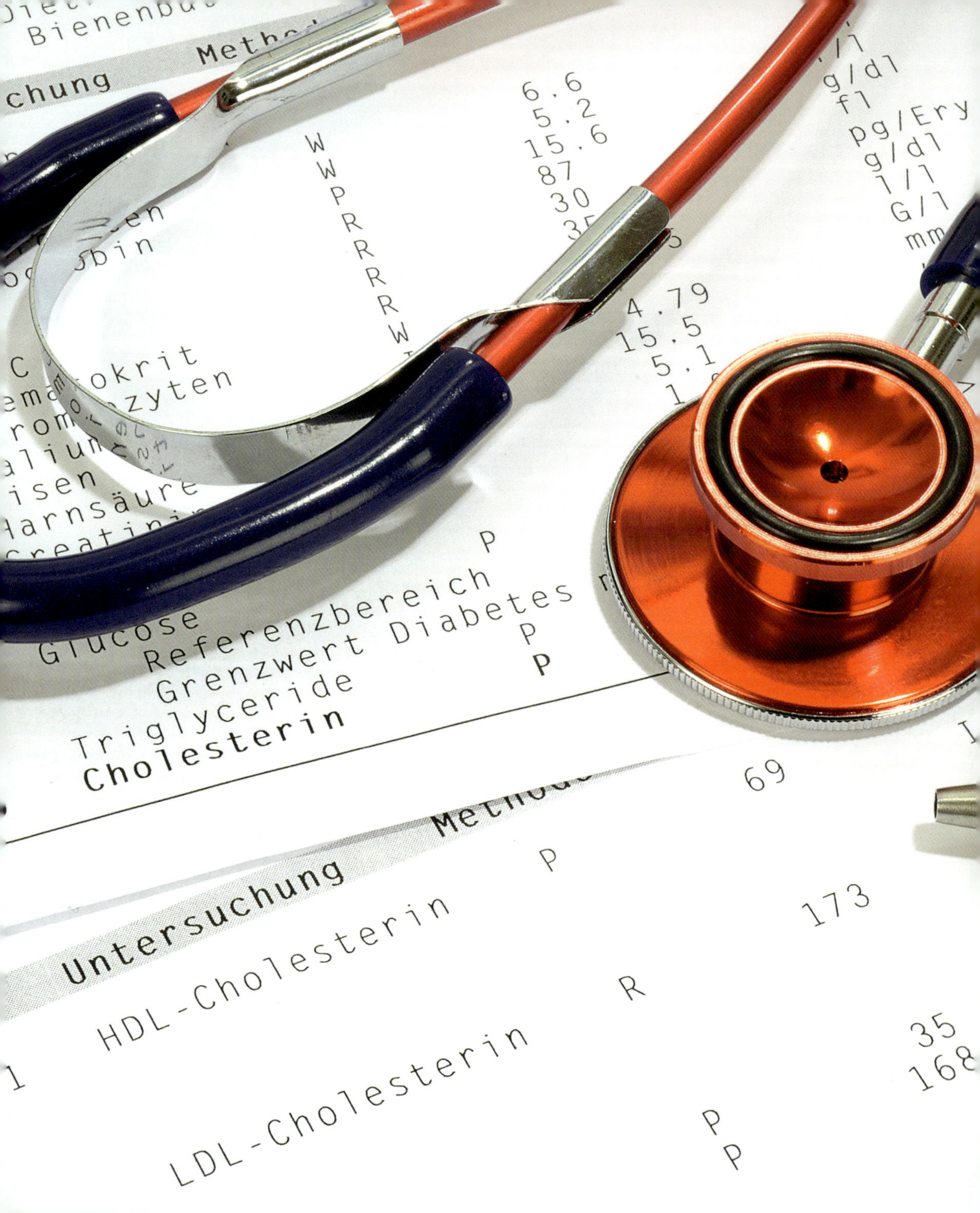
Bienenbu
chung
Methode
Glucose
Referenzbereich
Grenzwert Diabetes
Triglyceride
Cholesterin
Untersuchung
HDL-Cholesterin
LDL-Cholesterin
69
173
35
168

ZU HOHE WERTE UND DIE FOLGEN

ZWAR BRAUCHT UNSER KÖRPER CHOLESTERIN UND STELLT ES AUCH SELBST HER. DOCH SIND DIE BLUTFETTWERTE AUF DAUER ERHÖHT, GEFÄHRDET DAS DIE GESUNDHEIT. HIER FINDEN SIE ALLES ÜBER MÖGLICHE URSACHEN UND RISIKEN.

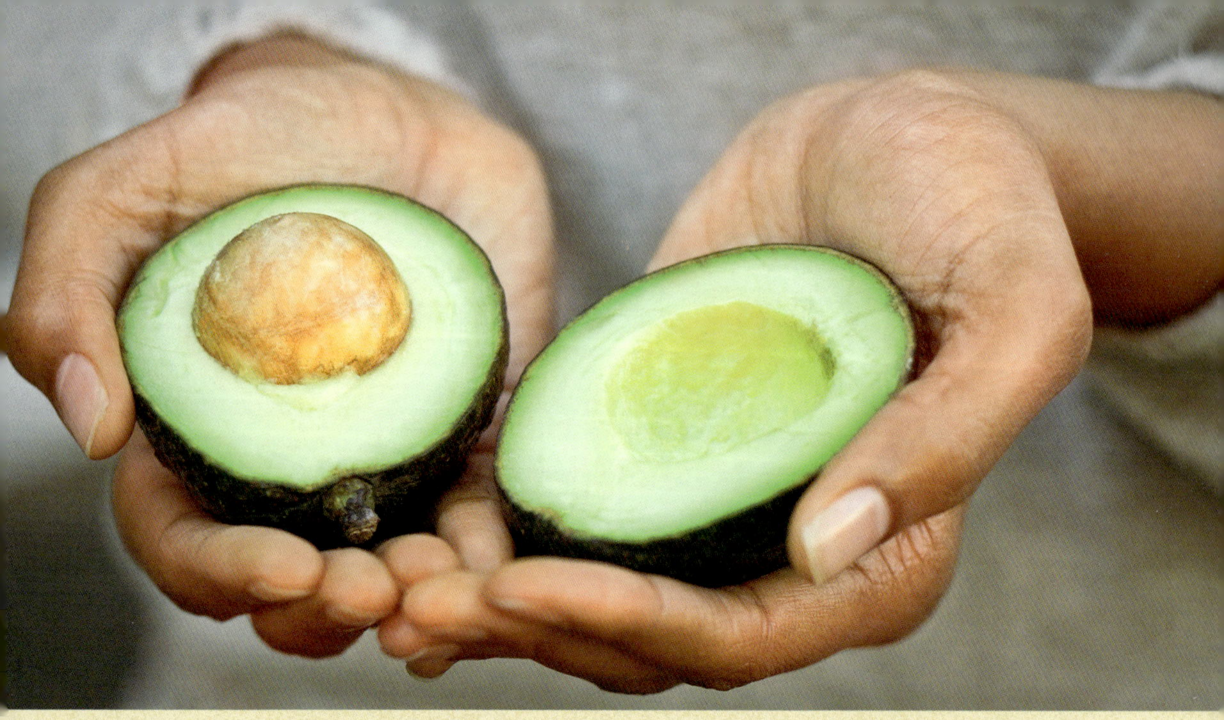

CHOLESTERIN – DIE GRUNDLAGEN BESSER VERSTEHEN

Ohne Cholesterin geht es nicht! Doch obwohl der berühmt-berüchtigte Stoff für den Körper lebensnotwendig ist, steht er nicht gerade in bestem Ruf. Teils zu Unrecht, denn Cholesterin, ein Hauptbestandteil des Fettstoffwechsels, ist eine lebenswichtige Substanz und keineswegs gleichbedeutend mit Arteriosklerose oder Herzinfarkt. Cholesterin erfüllt viele wichtige Aufgaben im Körper. Er braucht es besonders für den Aufbau stabiler Zellwände, für die Isolierschicht der Nervenzellen und die Herstellung verdauungsfördernder Gallensäure. Aber auch für die körpereigene Synthese von Vitamin D (und damit für gesunde Knochen), für die Produktion von Geschlechtshormonen wie Östrogen oder Testosteron sowie als Vorstufe wichtiger Botenstoffe wie zum Beispiel das Stresshormon Kortisol ist Cholesterin unerlässlich.

Ein wichtiges Lipid

Cholesterin gehört zu den Lipiden (Fette und fettähnliche Substanzen, die sich nur schlecht in Wasser lösen). Es kommt in fast allen Geweben des Körpers sowie in Nahrungsmitteln tierischen Ursprungs vor. Ein gesunder Organismus reguliert seinen Bedarf an Cholesterin in eigener Regie: Er drosselt die Eigenproduktion von Cholesterin, wenn wir sie reichlich mit der Nahrung aufnehmen, und kurbelt umgekehrt die Cholesterinproduktion an, wenn unsere Speisen zu wenig hiervon liefern. Leider funktioniert das körpereigene Cholesterinmanagement nicht immer problemlos – verschiedene Störungen des Fettstoffwechsels können die natürlichen Regulationsmechanismen behindern und zu einer dauerhaften Cholesterinerhöhung im Blut führen (Hypercholesterinämie). Eine gezielte Therapie ist dann unumgänglich. Denn zu hoch sind die Risiken, die diese Stoffwechselkrankheit mit sich bringt; zählt doch die Hypercholesterinämie zu den wichtigsten Risikofaktoren für die Entstehung einer Gefäßverkalkung (Arteriosklerose). Die gefährlichen Ablagerungen in den Blutgefäßen begünstigen insbesondere koronare – die Herzkranzgefäße betreffende – Erkrankungen.

Wie alle Fette ist auch Cholesterin wasserunlöslich. Der menschliche Körper enthält insgesamt rund 140 Gramm von diesem Naturstoff; der größte Anteil, nämlich 95 Prozent, befindet sich wegen seiner Wasserunlöslichkeit abgeschirmt in den Körperzellen. Im Blut ist das Cholesterin an Lösungsvermittler, die Lipoproteine, gebunden, die es über die Blutgefäße zu den verschiedenen Körpergeweben transportieren.

Das Lipidprofil: Diese Lipide sind entscheidend

Viele Jahre wurde in der medizinischen Fachwelt diskutiert, ob ein erhöhter Cholesterinspiegel tatsächlich krank macht. Heute ist dies wissenschaftlich unumstritten: Erhöhte Cholesterinwerte im Blut führen zur gefürchteten Arteriosklerose und deren gesundheitlichen Folgeschäden. Es ist deshalb unerlässlich, zu hohe Cholesterinwerte, genau gesagt zu hohe LDL-Cholesterinwerte, zu vermeiden beziehungsweise diese wieder auf ein entsprechendes Maß zu senken.

Bei der Entstehung der Arteriosklerose spielt nämlich das LDL-Cholesterin eine Schlüsselrolle: Schon in frühen Stadien der Gefäßerkrankung lassen sich LDL-Ablagerungen, erkennbar als sogenannte Plaques, in den Arterienwänden nachweisen. Diese führen zu einer Entzündungsreaktion und schließlich zu einer gefährlichen Verdickung, Verkalkung und Verengung der Gefäßinnenwände.

Um die Mechanismen des Fettstoffwechsels und seine Störungen zu verstehen, muss man die verschiedenen im Blut zirkulierenden Fette und Cholesterinanteile kennen.

- **Gesamtcholesterin:** vereinfacht Cholesterin genannt. Bezeichnet die Summe des in allen Transportpartikeln (Lipoproteinen) enthaltenen Blutcholesterins.
- **HDL-Cholesterin:** Cholesterin, das im HDL (High-density-Lipoprotein = Lipoprotein mit hoher Dichte) enthalten ist.
- **LDL-Cholesterin:** Cholesterin, das im LDL (Low-density-Lipoprotein = Lipoprotein mit niedriger Dichte) enthalten ist.
- **VLDL-Cholesterin:** Cholesterin, das im VLDL (Very-low-density-Lipoprotein = Lipoprotein mit sehr niedriger Dichte) enthalten ist.

Hinter den Kürzeln HDL, LDL und VLDL stecken also verschiedene Arten von Lipoproteinen: Eiweiß-Fett-Partikel, die dem Transport des Cholesterins sowie der Triglyzeride dienen. Neben den bisher genannten Lipoproteinen gibt es zudem noch Chylomikronen als Transportpartikel, welche die im Darm aufgenommenen Fette zu ihrem Bestimmungsort bringen, sowie das Lp(a) als Sonderform des krank machenden LDL, das allerdings in seiner Blutkonzentration nicht über Ernährung oder Medikamente beeinflusst werden kann.

Die Aufgaben der Lipoproteine

Was aber hat es mit den verschiedenen Lipoproteinen auf sich? Ein Blick auf die »Route« der Nahrungsfette vom Teller bis in den Organismus gibt darüber Aufschluss: Wenn Sie zum Beispiel ein Butterbrot mit Wurst oder Käse verzehren, werden das darin enthaltene Cholesterin sowie die Triglyzeride (Neutralfette) zunächst mithilfe von Gallensäuren emulgiert (in feinste Tröpfchen zerlegt) und dann von der Schleimhaut des Dünndarms aufgenommen. Damit die wasserunlöslichen Fettpartikel (Lipide) im Blut transportierbar sind, bindet der Körper sie an die bereits genannten Transportpartikel (Lipoproteine). In Form von Fettpartikeln, den Chylomikronen (CM), gelangen sie dann über das Blut und die Lymphgefäße zur Leber. Unterwegs wird ein Großteil der in die Chylomikronen verpackten Triglyzeride zur Muskulatur transportiert, dort »abgeladen« und in den Muskelzellen zur Energiegewinnung verbrannt. Nicht benötigtes Neutralfett wird im Fettgewebe deponiert, wo es dem Körper als Energiereserve für schlechte Zeiten dienen soll – leider aber auch für die ungeliebten Hüftröllchen sorgt.

Die Reste der nun vermehrt cholesterinhaltigen Chylomikronen nimmt schließlich die Leber auf und verarbeitet sie. Die noch übrigen Triglyzeride, aber auch Cholesterin und körpereigene Fette werden dabei auf VLDL-Partikel umgeladen. In diesen Lipoproteinen mit sehr geringer Dichte steckt jetzt neben den Triglyzeriden auch noch Cholesterin. Wie bereits die Chylomikronen befördert das VLDL diese Fette zu den Muskelzellen und zum Fettgewebe. Aus den VLDL-Partikeln entstehen dabei schließlich kleinere und an Neutralfetten arme Partikel,

die sogenannten Low-Density-Lipoproteine. Sie haben einen hohen Cholesterinanteil, das entsprechend LDL-Cholesterin genannt wird. Die Hauptaufgabe des so transportierten LDL-Cholesterins ist die Versorgung der Peripherie des Körpers mit Cholesterin.
Zum Verständnis des Cholesteringleichgewichts im Körper ist wichtig zu wissen, dass der Körper eines gesunden Menschen rund zwei Drittel des Cholesterins in Leber und Darm selbst bildet und nur ein Drittel mit der Nahrung zugeführt wird. Wer mehr Cholesterin als benötigt aufnimmt, der riskiert deshalb nicht zwangsläufig einen erhöhten Cholesterinspiegel im Blut mit all seinen gesundheitsrelevanten Folgen.

LDL – zunächst weder gut noch schlecht

Die meisten Menschen kennen LDL-Cholesterin als das »schlechte« oder »böse« Cholesterin. Doch diese Cholesterinart ist zunächst keineswegs gefährlich oder krank machend, sondern als Baustofflieferant für die Körperzellen lebenswichtig.
Ein vom Organismus nicht genützter LDL-Cholesterin-Überschuss wird normalerweise zur Leber zurücktransportiert und dort entsorgt. Zum »schlechten« Cholesterin wird das LDL erst dann, wenn es in so großen Mengen vorhanden ist, dass die Leber es nicht mehr schafft, das Lipid vollständig zu entfernen. Nun kann passieren, was dem LDL sein negatives Image verschafft: Anhaltender LDL-Überschuss im Blut lagert sich als Plaques in den Wänden der Blutgefäße ab und richtet hier zuweilen folgenschwere Schäden an. Vereinfacht gesagt gilt also: Je mehr LDL-Cholesterin im Blut vorhanden ist, desto mehr Cholesterin kann sich auch in den Arterien ablagern. Die Menge des im Blut nachweisbaren LDL-Cholesterins ist daher ein wichtiger Indikator für das Risiko, an einer Arteriosklerose zu erkranken. Dieser Tatsache verdankt das LDL sein Etikett »schlechtes« Cholesterin.
Doch es hat einen Gegenspieler: das »gute« HDL-Cholesterin, das in den High-density-Lipoproteinen transportiert wird. »Gut« an den HDL-Partikeln ist, dass sie Cholesterin im Körper aufnehmen und sogar aus den Plaques der Arterienwände herauslösen

INFO

NORMALE BLUTFETTWERTE

- Gesamtcholesterin: unter 200 mg/dl
- LDL-Cholesterin: unter 160 mg/dl
- HDL-Cholesterin bei Männern: über 40 mg/dl
- bei Frauen: über 50 mg/dl
- Triglyzeride: unter 200 mg/dl
- bei Übergewicht, Metabolischem Syndrom und Diabetes mellitus Typ 2: unter 150 mg/dl

können, um es zur »Entsorgungsstation« Leber zurückzutransportieren. Deshalb ist ein hoher HDL-Spiegel im Blut – im Gegensatz zu hohen LDL-Werten – vorteilhaft für einen ausgeglichenen Cholesterinstoffwechsel und gilt als Schutz vor Arteriosklerose.

Das Verhältnis ist entscheidend

Die unzureichende Aussagekraft des Gesamtcholesterinwerts im Blut wird nun deutlich: Da sich dieses aus »gutem« HDL und »schlechtem« LDL zusammensetzt, macht es wenig Sinn, das Gesamtcholesterin allein zu betrachten. Denn erst das Verhältnis von HDL und LDL gibt tatsächlich Auskunft über das Arterioskleroserisiko eines Menschen: So kann, wer einen hohen Anteil an HDL-Cholesterin hat, durchaus einen hohen Gesamtcholesterinwert aufweisen, ohne dass sich daraus ein erhöhtes Arterioskleroserisiko ergibt. Optimal ist allerdings, wenn der Wert von LDL zu HDL im Verhältnis unter drei liegt. Wichtig ist außerdem, dass auch die Triglyzeride im Normbereich liegen, will man die Gefahr einer Gefäßverkalkung vermeiden oder reduzieren. Frauen sind hier gegenüber Männern im Vorteil, denn durch ihre weiblichen Geschlechtshormone haben sie meist einen höheren HDL-Wert, der somit auch ihre Gefäße schützt. Mit Einsetzen der Menopause sinkt dieser Spiegel jedoch, und ihr Risiko für eine Arteriosklerose und daraus folgende Herz-Kreislauf-Erkrankungen nimmt zu.

Unerkanntes Risiko

Das Tückische an erhöhten Blutfettwerten ist, dass sie lange Zeit ohne Folgen bleiben und keinerlei Beschwerden bereiten. Kommen noch Übergewicht, Bluthochdruck und Diabetes hinzu, steigt die Gefahr, an einer Arteriosklerose zu erkranken, erheblich. Für die westliche Welt typischer Bewegungsmangel und anhaltender Stress, aber auch Rauchen sind weitere Faktoren, die, was eine mögliche Gefäßerkrankung anbelangt, zu Buche schlagen. Deshalb ist es so wichtig, regelmäßig seine Blutfettwerte vom Arzt kontrollieren zu lassen – besonders dann, wenn in der Familie (bei Mutter oder Vater) eine Fettstoffwechselstörung bekannt ist. Hierzu gehört bei erhöhtem familiärem Risiko auch die einmalige Bestimmung des ähnlich wie LDL-Cholesterin krank machenden Lp(a); einmalig deshalb, weil der Lp(a)-Wert durch Erbanlagen und nicht durch den Lebensstil geprägt wird, sich also anders als die anderen Blutfettwerte nicht verändert. Liegen alle Laborwerte und die Einschätzung des Gesamtrisikos für Herz-Kreislauf-Erkrankungen vor, kommt man eventuell nicht umhin, sich von alten, liebgewonnenen Lebens- und Essgewohnheiten zu verabschieden.
Wichtiges zur Arteriosklerose lesen Sie in dem Kapitel »Arterien in Gefahr«, ab Seite 18. Zum Thema Kurskorrektur in puncto Lebensführung finden Sie ab Seite 24 viel Wissenswertes.

So funktioniert der Cholesterinstoffwechsel

Der Stoffwechsel des Cholesterins spielt sich im Wesentlichen auf drei ineinandergreifenden Ebenen ab. Das Wichtige dabei: Auf allen drei Ebenen können Sie den Cholesterinstoffwechsel beeinflussen und effektiv zu einer gesünderen Bilanz im Blut beitragen, indem Sie fettreiche Lebensmittel reduzieren und gesunde Fette wie etwa einfach ungesättigte Fettsäuren wählen. Aber auch regelmäßige sportliche Aktivität hilft, Cholesterinspiegel und Triglyzeride auf Dauer zu senken. Die Höhe des Cholesterinspiegels wird wie die Möglichkeit, ihn zu beeinflussen, über folgende Mechanismen reguliert:

- die Aufnahme tierischer Lebensmittel,
- die körpereigene Cholesterinproduktion,
- den Cholesterinkreislauf zwischen Leber und Darm.

Cholesterinlieferant Nahrung

Das Cholesterin im Körper stammt nur zu etwa einem Drittel aus der Nahrung – und das auch nur dann, sofern diese tierischen Ursprungs ist, denn Pflanzen können kein Cholesterin herstellen. Ein Steak mit Bratkartoffeln, ein Stück Sahnetorte oder auch Spargel »nur« mit zerlassener Butter – Speisen wie diese enthalten aufgrund ihrer tierischen Zutaten Cholesterin.
Die Resorption, also die Aufnahme des Cholesterins aus dem, was Sie essen, liegt bei 100 bis 300 Milligramm pro Tag und kann auf maximal 500 Milligramm gesteigert werden. Das entspricht etwa 30 bis 60 Prozent des in der Nahrung enthaltenen Cholesterins. Schauplatz dieses »Aufnahmeverfahrens« ist die Schleimhaut des Dünndarms, wo Cholesterin und andere Nahrungsfette mittels Gallensäure emulgiert werden. Das heißt, die Gallensäure zerlegt

INFO

DIE LEBER: »CHOLESTERINZENTRALE« UNSERES KÖRPERS

Die Eigensynthese des Cholesterins findet besonders in der Leber statt. Sie nimmt zudem überschüssiges Cholesterin aus dem Blut auf. Sie ist der Ort, an dem sich das Nahrungscholesterin und das vom Körper hergestellte Cholesterin mischen. Zudem ist sie der größte Cholesterinspeicher, der sich nur vorübergehend verkleinert, und zwar dann, wenn Cholesterin zur Herstellung von Gallensäure benötigt wird. Ein großer Teil der Gallensäure gelangt nach der Verdauung wieder in die Leber zurück. Nur ungefähr 10 Prozent davon werden ausgeschieden.

die wasserunlöslichen Fette in mikrofeine Tröpfchen. Die so entstandene Emulsion ermöglicht deren weitere Verarbeitung durch Enzyme zur Aufnahme der Fette in die Schleimhaut des Dünndarms. Von dort werden sie dann von den Chylomikronen als Fetttransporter zur Leber angeliefert.

Die Biosynthese von Cholesterin

Der Organismus eines Erwachsenen stellt täglich 0,5 bis 1 Gramm Cholesterin her. Zwar kann diese Biosynthese grundsätzlich in jeder Körperzelle stattfinden, doch spielt sie sich hauptsächlich in der Darmschleimhaut und vor allem in der Leber ab. Die Stoffwechselzentrale des Körpers produziert das meiste Cholesterin. Ehe sie den lebenswichtigen Stoff »ausliefert«, unterzieht sie ihn einer »Biotransformation«, um ihn wasserlöslich und somit transportfähig zu machen: Das Cholesterin wird in Partikel (Lipoproteine) verpackt, die dann in den Blutkreislauf verschickt werden. Hier sind sie zuerst als VLDL-Partikel unterwegs, nach einiger Zeit aber wandeln sie sich zu kleineren LDL-Partikeln, die das Cholesterin unter anderem als Zellbaustein und zur Herstellung einiger Hormone an die Körperzellen abliefert. Nicht verwertete LDL-Partikel werden schließlich wieder über die Leber entsorgt und abgebaut.
Der Cholesterinstoffwechsel folgt dem Leber-Darm-Kreislauf, auch enterohepathischer Kreislauf genannt. Mit diesem Begriff bezeichnen Mediziner die Zirkulation von Körpersubstanzen von der Leber über die Gallenblase zum Darm und wieder zurück zur Leber – ein Zyklus, der sich je nach aufgenommenen Substanzen viele Male am Tag wiederholen kann.
Auch der Cholesterinregelkreis zwischen Dünndarm und Leber stellt einen solchen Kreislauf dar: Die in der Leber aus dem Cholesterin gebildete Gallensäure wird an den Darm abgegeben. Dort ist sie wiederum an der Aufnahme von Nahrungsfetten wie Cholesterin beteiligt, indem sie diese emulgiert, sodass Enzyme sie aufspalten und die Darmschleimhaut sie aufnehmen kann. Das von der Leber an Gallensäuren gebundene und zum Darm geleitete Cholesterin wird hier also wiederverwertet und gelangt erneut über das Blut zur Leber und wieder zurück in den Darm. 90 Prozent der Gallensäure und des durch sie gebundenen Cholesterins verbleiben so in diesem Kreislauf, nur ein geringer Teil wird mit dem Stuhl ausgeschieden.

STÖRUNGEN DES FETTSTOFFWECHSELS

Die Höhe des Cholesterinspiegels hängt in erster Linie von der körpereigenen Produktion ab. Nur zweitrangig wird sie von der Zufuhr über die Nahrung bestimmt. Doch leider ist der Fettstoffwechsel nicht immer gegen Störungen gesichert. Gerät der Cholesterinhaushalt aus der Balance, so können dahinter verschiedene Ursachen stecken.

CHOLESTERINKREISLAUF

ERNÄHRUNG: *Mit der Nahrung, vor allem über fettreiche Lebensmittel tierischer Herkunft, kommen Neutralfette (Triglyzeride, T) und Cholesterin (C) in den Körper. Sie werden im Dünndarm emulgiert und resorbiert, auf Chylomikronen als Transportpartikel verpackt und gelangen über das Blut in die Leber und ins Fettgewebe.*

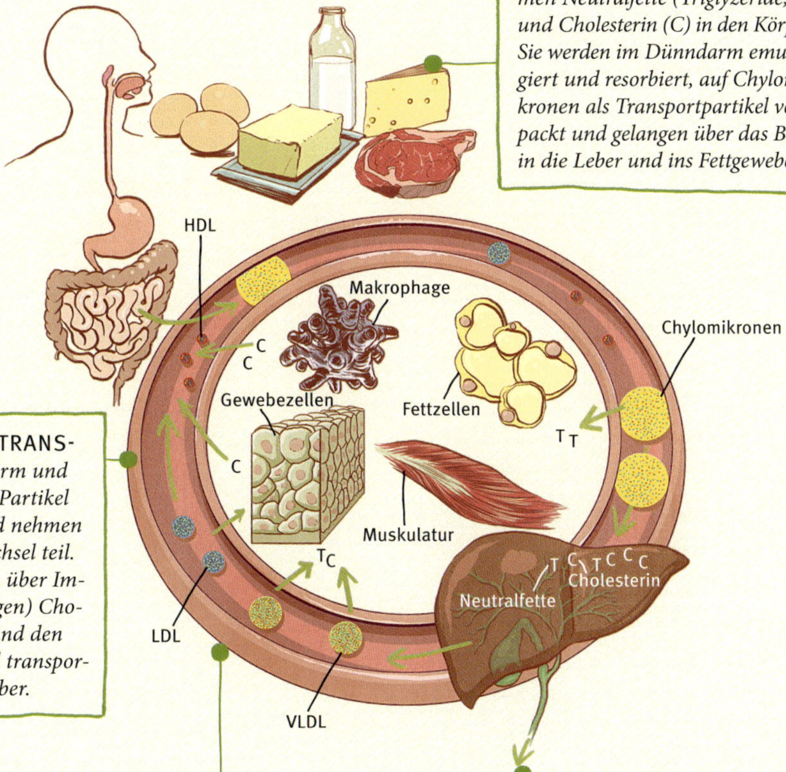

CHOLESTERINRÜCKTRANSPORT: *Auch die in Darm und Leber gebildeten HDL-Partikel zirkulieren im Blut und nehmen am Cholesterinstoffwechsel teil. Sie vermitteln, nehmen über Immunzellen (Makrophagen) Cholesterin aus Geweben und den LDL-Partikeln auf und transportieren es zurück zur Leber.*

LEBER, BLUT UND KÖRPERZELLEN: *In der Leber werden alle Fette neu gebildet, gespeichert und verpackt. Über VLDL-Partikel erreichen sie die Blutbahn und geben die energiereichen Neutralfette vor allem an die Muskulatur und Fettzellen. Die nun kleineren LDL-Partikel transportieren Cholesterin an alle Körperzellen.*

GALLENSÄUREN: *Über die Bildung von Gallensäuren kann ein Teil des Cholesterins den Körper verlassen. Unter normalen Bedingungen herrscht so ein Gleichgewicht zwischen Aufnahme, Bildung und Ausscheidung von Cholesterin.*

Die Medizin unterscheidet zwei Hauptformen von Fettstoffwechselstörungen:

- die primäre oder angeborene,
- die sekundäre oder erworbene Form.

Während die primären Störungen genetisch bedingt sind – also eine familiäre Veranlagung vorliegt –, treten sekundäre Formen oft im Zusammenhang mit anderen Stoffwechselstörungen oder -erkrankungen auf. Dies kann beispielsweise bei einer Schilddrüsenunterfunktion (Hypothyreose) der Fall sein, ebenso bei einer Störung der Nierenfunktion oder des Zuckerstoffwechsels. Auch falsche Ernährung, Bewegungsmangel, regelmäßiger Alkoholkonsum, anhaltender Stress, Rauchen und bestimmte Medikamente (wie Antibabypille und blutdrucksenkende Betablocker) können sich ungünstig auf die Blutfettwerte auswirken.

Bei einer familiär bedingten Hypercholesterinämie ist oftmals das LDL-Cholesterin stark erhöht – und damit auch das Risiko für Arteriosklerose. Eine der häufigsten Störungen ist hier ein sogenannter LDL-Rezeptordefekt. Bei diesem wird das LDL-Cholesterin nur unzureichend oder gar nicht von der Leber entsorgt.

Im Fall zahlreicher sekundärer Formen von Fettstoffwechselstörungen spielen sowohl angeborene als auch erworbene Faktoren eine Rolle, besonders, wenn zugleich auch ein Metabolisches Syndrom (eine spezielle Kombination mehrerer Risikofaktoren) oder ein Diabetes mellitus vorliegt. Doch ganz egal, ob es sich um eine primäre oder sekundäre Fettstoffwechselstörung handelt: Es ist zweifelsfrei bewiesen, dass die meisten Störungen durch eine Änderung des Lebensstils zumindest gemildert, wenn nicht behoben werden können. Eine entsprechende Veränderung der Ernährungsgewohnheiten und regelmäßige körperliche Betätigung sind deshalb immer der erste wichtige Schritt. Oft reichen Veränderungen des Lebensstils aber nicht aus, sodass Sie nach Rücksprache mit Ihrem Arzt auf die Wirkung von Medikamenten zur Behandlung Ihrer Fettstoffwechselstörung zurückgreifen müssen.

Medikamentöse Hilfe bei Fettstoffwechselstörungen

Grundsätzlich gibt es zwei Typen von Lipidsenkern, so die Bezeichnung für Medikamente, mit denen sich das Gesamtcholesterin und LDL-Cholesterin um 50 bis 60 Prozent senken lassen. Entsprechende Präparate wirken sich jeweils unterschiedlich auf die »Cholesterinorgane« Leber und Darm aus – und zwar durch

- die Hemmung der Cholesterinproduktion in der Leber,
- die Verminderung der Aufnahme beziehungsweise die Erhöhung der Ausscheidung von Cholesterin im Darm.

Eine Senkung des Cholesterinspiegels durch pharmakologische Substanzen nimmt also auf das von Leber und Darm gesteuerte duale Prinzip des Cholesterinstoffwechsels im

Körper Einfluss (Cholesterinsynthese und Resorption des Cholesterins).
Zu den wirksamen Cholesterinsynthesehemmern gehören die Statine, eine Gruppe von Arzneistoffen, welche die Aktivität eines Schlüsselenzyms der Cholesterinherstellung gezielt hemmen. Das Enzym mit dem komplizierten Namen HMG-CoA-Reduktase sorgt normalerweise für ein Gleichgewicht im Cholesterinstoffwechsel und regelt, wie schnell Cholesterin im Körper produziert wird. Bei Störungen des Fettstoffwechsels wie der Hypercholesterinämie wird die HMG-CoA-Reduktase und mit ihr entsprechend auch die Cholesterinproduktion durch die Statine gebremst. Seit einigen Jahren gibt es eine neue Generation von Lipidsenkern, bei denen der Wirkstoff Ezetimib als spezifischer Hemmstoff der Cholesterinaufnahme zum Einsatz kommt. Dieser wird bevorzugt mit Statinen kombiniert. Dadurch lassen sich gleichzeitig Cholesterinproduktion und Cholesterinaufnahme selektiv und effektiv reduzieren. Zur Gruppe der Cholesterinresorptionshemmer gehören auch Austauscherharze wie Colestyramin, die Gallensäuren binden und so die Wiederaufnahme von Cholesterin erschweren. Als Folge wird vermehrt Cholesterin ausgeschieden. Doch nur bei bedeutsamen Fettstoffwechselstörungen mit erhöhtem Krankheitsrisiko oder bereits bestehenden arteriosklerotischen Erkrankungen werden diese Medikamente eingesetzt. Weniger gravierende Störungen oder Schwankungen des Cholesterinspiegels kann jeder selbst in den Griff bekommen. Was Sie dazu tun müssen, erfahren Sie in diesem Ratgeber.

INFO

ZU VIEL DES SCHLECHTEN, ZU WENIG DES GUTEN

Es gibt unterschiedliche Arten von Fettstoffwechselstörungen. Bei jeder können mehrere Blutfette oder auch nur ein Wert krankhaft verändert sein.

- Primäre Hypercholesterinämie: Vorwiegend das LDL-Cholesterin ist erhöht.
- Primäre Hypertriglyzeridämie: Triglyzeride, VLDL-Cholesterin und/oder Chylomikronen sind erhöht.
- Gemischte Hyperlipidämie: Cholesterin und Triglyzeride und damit auch das »schlechte« LDL-Cholesterin und VLDL-Cholesterin sind erhöht; der Wert des »guten« HDL-Cholesterins ist dagegen oft zu niedrig.
- Isolierte Hypo-Alpha-Lipoproteinämie: Hier ist nur der Wert des »guten« HDL-Cholesterins zu niedrig.

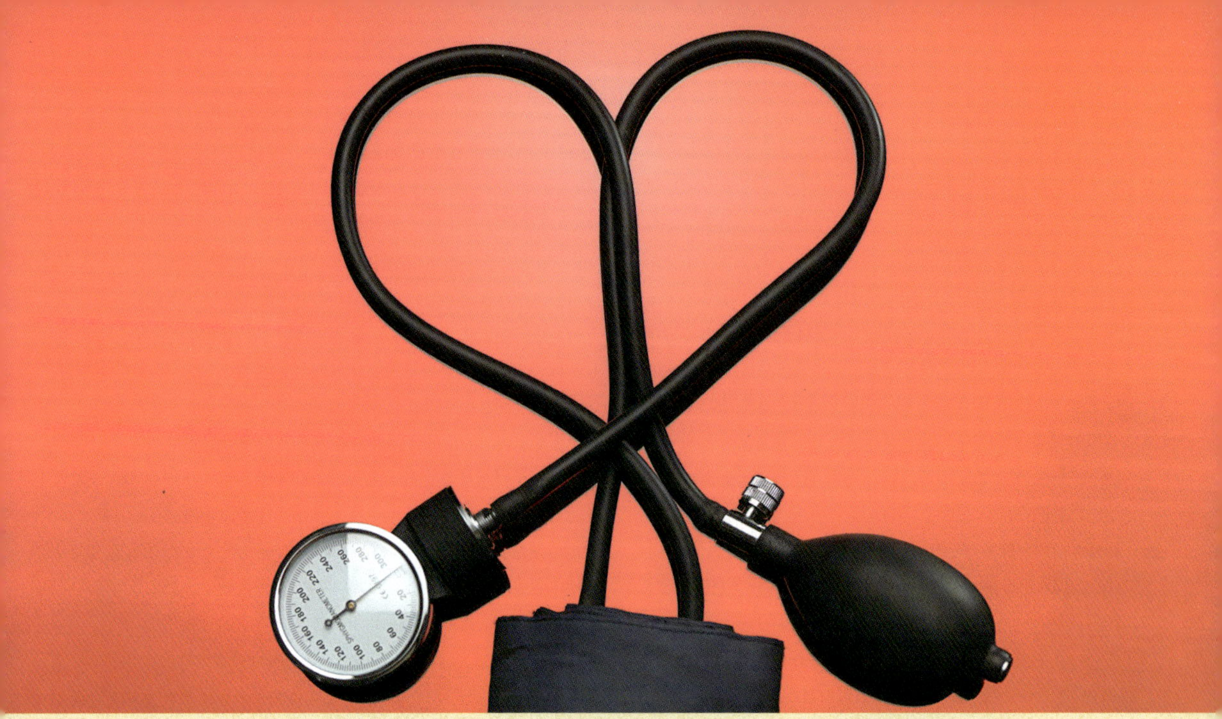

ARTERIEN IN GEFAHR

Arterien, kleine Arteriolen und haarfeine Blutgefäße sorgen dafür, dass sauerstoff- und nährstoffreiches Blut zu jeder Zelle des Körpers gelangt. Je höher das Alter, je ungesünder die Lebensweise und je höher der Cholesterinspiegel, desto mehr steigt das Risiko einer Schädigung des arteriellen Systems. Ist Arteriosklerose entstanden und bleibt diese un- oder nicht ausreichend behandelt, ist die Gesundheit gefährdet.

Versorgungsnetzwerk Arterien

Mit jedem Herzschlag pumpt die linke Herzkammer Blut über das arterielle System in den Körperkreislauf. Damit auch jedes Organ und Gewebe ausreichend mit frischem Sauerstoff und Nährstoffen versorgt wird, steht ein immer feinmaschiger werdendes Netz von Arterien zur Verfügung:

Von 40 großen Arterien zweigen 600 kleinere und davon 1800 kleine Arterien ab. Diese teilen sich wiederum in 40 Millionen noch kleinere Arteriolen und 1,2 Milliarden feinste Haargefäße (Kapillaren) auf, in denen der Stoffaustausch mit den Zellen stattfindet.

Leistung – Schlag für Schlag

In jeder Minute werden in Ruhe mit ungefähr 60–80 Herzschlägen etwa 5 Liter und damit das gesamte Blutvolumen einmal komplett durch den Körper geschleust. Um den Blutschwall aufnehmen zu können, den das Herz pro Schlag in die große Körperschlagader (Aorta) für den Körperkreislauf presst, weitet sich diese rhythmisch auf. Gleichzeitig fängt sie damit den starken Druck des stoßweise ausgeworfenen Blutes ab. In der anschließend einsetzenden Ruhephase des Herzens zieht sich die Aorta wieder auf ihre Ausgangsstellung zusammen, wodurch das Blut automatisch in den nächsten Arterienabschnitt gelangt, der sich wiederum weitet – und so fort. Auf diese Weise pulsiert das Blut wellenartig durch das arterielle Gefäßnetz – und den Körper. Der Druck, mit dem das Blut durch das arterielle Versorgungssystem fließt, hängt jedoch nicht nur von der Schlagkraft des Herzens und von der Elastizität der Arterien ab, sondern ebenso vom Querschnitt (Lumen) und der Durchgängigkeit der Blutgefäße. Das Ergebnis daraus ist der Blutdruck, der sich messen lässt. Je höher dieser Druck ist, desto mehr werden die Gefäßwände gefordert – und in Mitleidenschaft gezogen. Bei durchschnittlich 80 Herzschlägen pro Minute summieren sich diese im Laufe eines Tages auf rund 115 000 Schläge. Das bedeutet pro Jahr circa 42 000 000 Pulsschläge. Die Arterien müssen also eine Menge Druck aushalten und Arbeit leisten.

Nicht nur Elastizität ist gefragt

Damit sich die Arterien dem Druck des Blutes anpassen und für dessen wellenförmigen Weitertransport sorgen können, sind die Wände der größeren Arterien diesen Aufgaben speziell angepasst. Von innen nach außen befinden sich die …

- **Intima:** Diese innerste, hauchdünne Schicht kleidet die Arterien wie eine feine Haut aus. Sie besteht aus sehr glatten

INFO

DIE SPÜRBARE PULSWELLE

Der Herzschlag, mit dem das Blut ausgeschüttet wird, erzeugt eine Druckwelle in den Arterien. Diese wird zwar geringer, je weiter sie vom Herzen entfernt ist, doch kann man sie am Handgelenk als Puls deutlich tasten und ihn für die Messung der Herzfrequenz in Ruhe und auch unter Belastung nutzen, etwa beim Sporttreiben.

Zellen (sogenannten Endothelzellen), die den reibungslosen Fluss des Blutes gewährleisten. Gleichzeitig erfolgt über die Intima der Austausch von Sauerstoff, Flüssigkeit und Nährstoffen zwischen dem Blut und dem umliegenden Gewebe.

- **Media:** Die mittlere Schicht besteht aus kräftigem Muskelgewebe und elastischen Bindegewebsfasern. Gemeinsam sorgen sie für die Elastizität der Gefäße.
- **Adventitia:** Mit lockerem Bindegewebe umhüllt diese äußere Schicht Media und Intima. Die Adventitia verankert die Arterien mit ihrer Umgebung.

Lediglich die arteriellen Ausläufer, die feinen Kapillaren, die in direktem Kontakt zum venösen Gefäßsystem stehen, bestehen nur noch aus einer dünnen Endothelschicht.

Arteriosklerose: Es wird eng

Auch wenn die Wissenschaft den leise schleichenden Prozess der Arteriosklerose immer noch nicht vollständig geklärt hat, so weiß man heute: Zirkuliert dauerhaft zu viel LDL-Cholesterin im Blut, lagert sich dieses allmählich an der Intima ab. Die herdförmige Beschädigung versucht der Körper zu beseitigen, es kommt zu einer Entzündungsreaktion. In deren Folge lagern sich Blutplättchen (Thrombozyten), die stets am Prozess der Wundheilung beteiligt sind, an der beschädigten Wandstelle an. Doch deren Inhaltsstoffe verändern das bereits verletzte Endothelhäutchen und begünstigen ein Aufquellen der Intima, wodurch die körpereigene Abwehr »loslegt«. Sogenannte Fresszellen (Makrophagen), die zur Streitmacht der Abwehrkräfte gehören und Cholesterin aufnehmen, treten nun in Aktion. Sie bilden dort Schaumzellen, die weiterwachsen, bis sie platzen, und damit neue Fresszellen anlocken. Auf diese Weise nehmen die Ablagerungen (Plaques) zu. Gleichzeitig bildet sich Narbengewebe und Bindegewebe verdickt die Intima, was zu einer schlechteren Sauerstoffversorgung in diesem Bereich führt.
Und auch das hat Folgen: Die Endothelzellen sterben ab und in deren Umgebung lagern sich Kalksalze an. Je nach Zusammensetzung entstehen so weiche oder auch harte, verkrustete Plaques. Diese können zusammen mit der Intima einreißen, was wiederum Blutgerinnsel (Thromben) andocken lässt. Durch einen solchen Prozess verliert die betroffene Arterie hier nicht nur immer mehr an Elastizität, sondern auch ihr Lumen nimmt weiter ab; unter Umständen bis hin zum völligen Verschluss des Gefäßes. Bis es zur Plaquebildung und zum Gefäßverschluss kommt, können trotz Endothelschäden oftmals Jahre vergehen. Dieser Prozess lässt sich durch Gewichtsreduktion, Nahrungsumstellung, Bewegung und gegebenenfalls auch Medikamente aufhalten.
Infolge des zunehmenden Elastizitätsverlustes können sich die Arterien immer weniger ausdehnen und die Blutzirkulation ver-

WICHTIG

RISIKOFAKTOREN FÜR EINE ARTERIOSKLEROSE

Folgende Risikofaktoren spielen bei der Entstehung einer Arteriosklerose eine Rolle und werden vom Arzt zusätzlich zum LDL-Cholesterinwert berücksichtigt, um das individuelle »Globale Herz-Kreislauf-Risiko« abzuschätzen:

- Bewegungsmangel
- Bluthochdruck (Hypertonie)
- Zuckerkrankheit (Typ-2-Diabetes)
- Übergewicht (Adipositas)
- Geschlecht und Alter: Frauen älter als 55 Jahre, Männer älter als 45 Jahre
- HDL-Wert von weniger als 50 mg/dl bei Frauen und weniger als 40 mg/dl bei Männern
- Erhöhte Triglyzeridwerte (beim Vorliegen weiterer Risikofaktoren bereits Werte über 150 mg/dl, sonst 200 mg/dl)
- Verdickungen oder auch Rauheiten in der Innenwand der Halsschlagader
- Koronare Herzkrankheit (KHK) innerhalb der Familie (Auftreten der KHK bei Frauen vor dem 65., bei Männern bereits vor dem 55. Lebensjahr)
- Metabolisches Syndrom (gleichzeitiges Auftreten von Bluthochdruck, erhöhten Blutfetten, Übergewicht, Störungen im Zuckerstoffwechsel)
- Rauchen
- Anhaltender belastender Stress

schlechtert sich. Durch das eingeengte Lumen kommt es in dem dahinterliegenden Gebiet zu Durchblutungsstörungen und damit zu einer Mangelversorgung des Gewebes mit Sauerstoff und Nährstoffen. An deren Ende stehen unter Umständen schwere, teils lebensbedrohliche Folgeerkrankungen.

Sind die großen, mittleren und kleineren Gefäße von den arteriosklerotischen Veränderungen betroffen, spricht man von einer Makroangiopathie. Um eine Mikroangiopathie hingegen handelt es sich, wenn die kleinsten Blutgefäße und Kapillaren Schaden genommen haben. Davon können vor allem die Nieren, Nerven oder auch die Netzhaut der Augen betroffen sein. Typischerweise gibt es Arterien, die besonders häufig arteriosklerotisch verändert sind. Hierzu zählen die Herzkranzgefäße, die großen Halsschlagadern sowie die Becken- und Beinarterien. Infolgedessen gilt die Gefäßverkalkung als Hauptursache für koronare Herzerkrankungen (KHK), Durchblutungsstörungen des Gehirns (Zerebralsklerose) sowie periphere arterielle Verschlusskrankheiten in den Beinen (PAVK).

Koronare Herzkrankheit

Die Herzkranzgefäße versorgen den Herzmuskel mit allem Notwendigen. Verkalken sie, können Durchblutungsstörungen des Herzens die Folge sein. Im schlimmsten Fall erleidet der Betroffene einen Herzinfarkt oder Schlaganfall.

ANGINA PECTORIS

Von einer Angina pectoris (ebenso bekannt als Brustenge) spricht der Arzt, sobald vor allem bei Belastung das Herz mehr Sauerstoff benötigt als bei körperlicher Ruhe und typische Schmerzen in der Brust auftreten. Diese können mit Atemnot, Beklemmungs- und Angstgefühlen verbunden sein. Nach rund 20 Minuten klingen die Beschwerden meist wieder ab und reagieren auf Nitratkapseln oder Nitratspray. Im fortgeschrittenen Stadium können auch ohne körperliche Belastung Beschwerden auftreten.

HERZINFARKT

Verstopft ein Blutgerinnsel eine der Herzkranzarterien komplett, erhält das dahinterliegende Gewebe des Herzmuskels keinen Sauerstoff mehr. Wird hier nicht umgehend medizinisch gehandelt und das Gerinnsel akut aufgelöst, stirbt das Gewebe ab. Das Herz bleibt auf Dauer geschädigt und damit in seiner Leistungsfähigkeit eingeschränkt, unter Umständen endet der Infarkt sogar tödlich. Bei einem Herzinfarkt kommt es zu heftigen Schmerzen hinter dem Brustbein, die auch in den Oberkörper, in Rücken, Hals und Arme ausstrahlen können, sowie zu kaltem Schweiß, Übelkeit und Todesangst. Pro Jahr erleiden in Deutschland circa 280 000 Menschen einen Herzinfarkt und 125 000 einen Schlaganfall. Insgesamt sind Arteriosklerose und Herz-Kreislauf-Erkrankungen die häufigste Todesursache in der westlichen Welt.

Schlaganfall

Auch der Schlaganfall geht in den meisten Fällen auf das Konto einer Arteriosklerose. Hier kann, ebenso wie beim Herzinfarkt, ein Riss in einer Plaquestelle und der damit verbundenen Gefäßwand entstehen und die Arterie durch ein Blutgerinnsel verschlossen werden. Auch hier geht dabei Gewebe zugrunde. Wie auch beim Herzinfarkt ist für die medizinische Behandlung beim Schlaganfall jede Minute lebenswichtig. Nur so lassen sich schwere und schwerste Gehirnschäden verhindern.

Typische Vorboten eines Schlaganfalls sind unter anderem Schwindel, Gangunsicherheit, Übelkeit, starke Kopfschmerzen, Seh- und Sprachstörungen, Missempfindungen sowie Lähmungserscheinungen.

Periphere arterielle Verschlusskrankheit (PAVK)

Von einer peripheren arteriellen Verschlusskrankheit sind meist die Beine, selten die Arme betroffen. Erste Anzeichen der PAVK

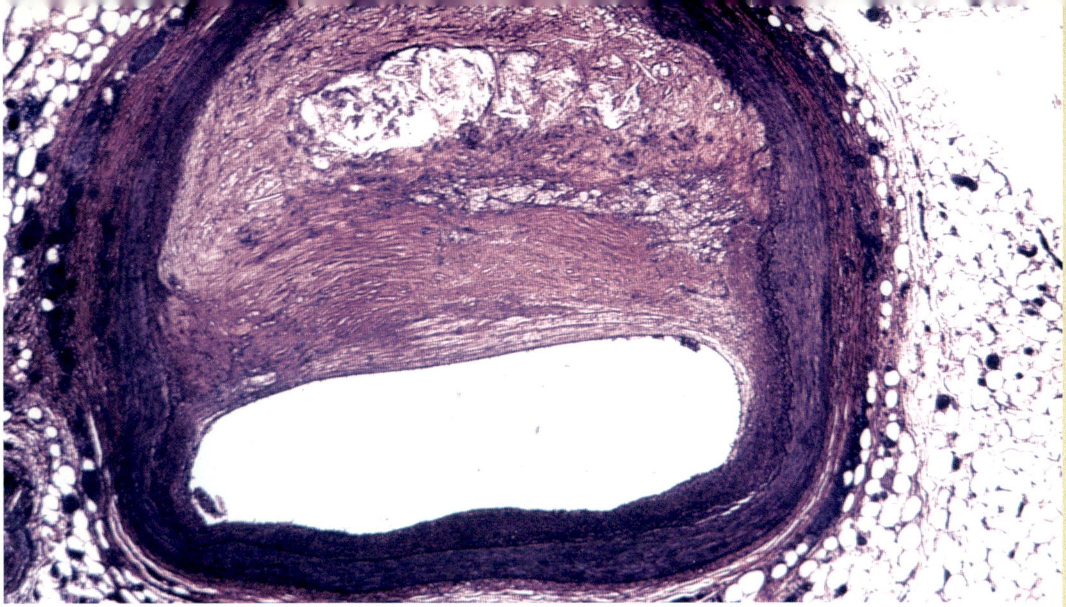

Plaques an den Innenwänden der Blutgefäße reduzieren deren Durchmesser. Im schlimmsten Fall droht ein völliger Verschluss.

sind kalte Füße und ein kribbelndes Gefühl. Später verursacht der Sauerstoffmangel krampfartige Schmerzen in den Beinen. Das zwingt die Betroffenen beim Gehen zum häufigen Stehenbleiben, weshalb man auch von der Schaufensterkrankheit spricht. Zuletzt kommt es aufgrund der Durchblutungsstörung zu Schmerzen bei Ruhe und es kann ein schwer heilendes Geschwür an Unterschenkel und/oder Innenknöchel eines Fußes auftreten. Endstadium der PAVK ist der vollständige Gefäßverschluss.

Besonderer Risikofaktor: Metabolisches Syndrom

Als entscheidender Risikofaktor für eine Arteriosklerose und vor allem für die Entstehung einer koronaren Herzkrankheit gilt heute und bei unseren Lebensumständen das Metabolische Syndrom. Hierbei handelt es sich um das gleichzeitige Vorhandensein bestimmter, im Wesentlichen vier Risikofaktoren, weshalb auch vom »tödlichen Quartett« gesprochen wird: Wer übergewichtig ist (mit einem Body-Mass-Index von über 25 und einem Bauchumfang bei Frauen von über 88 Zentimetern, bei Männern von über 102 Zentimetern), wer unter Bluthochdruck sowie einer Vorstufe des Diabetes mellitus (erhöhte Nüchtern-Blutzuckerwerte) und einer Störung des Fettstoffwechsels leidet (erhöhte Triglyzeride, zu niedriges HDL-Cholesterin), bei dem besteht diese besonders gefährliche Kombination.

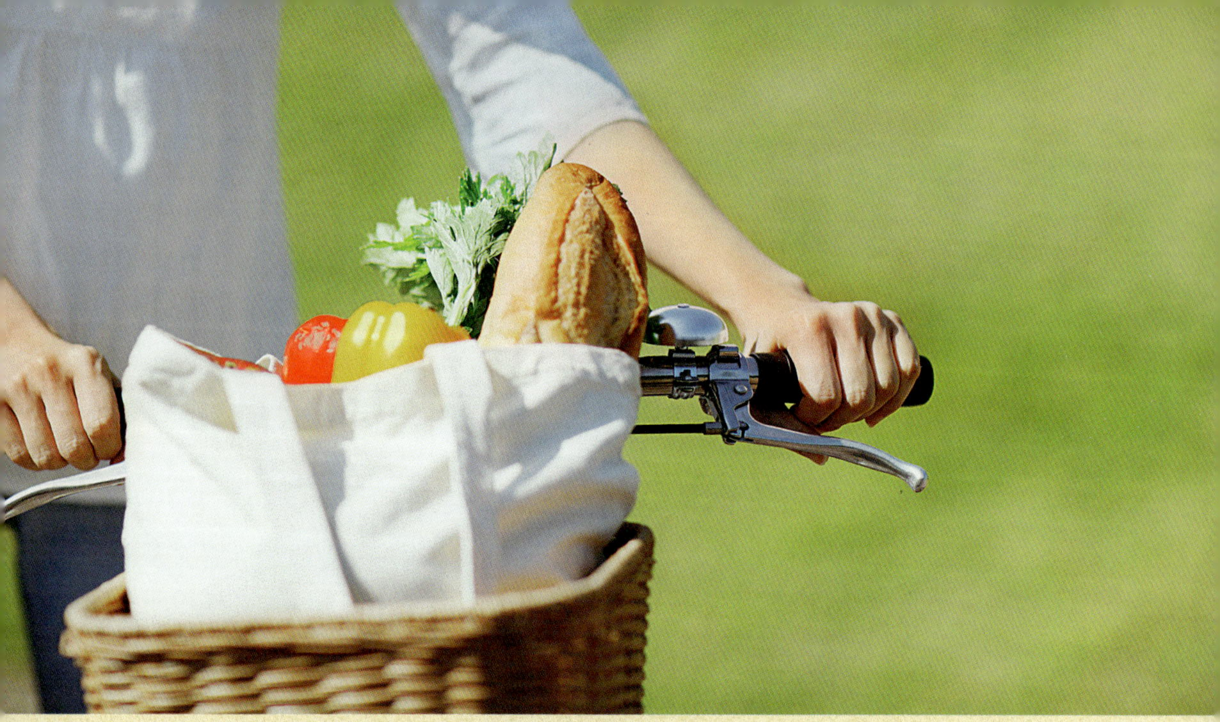

CHOLESTERINSENKER: ERNÄHRUNG UND BEWEGUNG

Wir leben bequem und gut. Zu bequem und zu gut. Selbst kurze Wege legen wir mit dem Auto zurück, viele Dinge erledigen wir mittlerweile vom Computer aus, Fahrstühle und Rolltreppen transportieren uns mühelos nach oben … Beweglichkeit ist heute ohne Anstrengung möglich. Zugleich sitzen die meisten von uns den ganzen Tag über am Schreibtisch und nach Feierabend locken dann die Couch oder der Lieblingssessel, eine schnelle Pizza, Wein oder Bier und eine Tüte Chips. So oder ähnlich sieht für viele von uns der Alltag aus. Ob sich der Cholesterinspiegel darüber freut, das steht allerdings auf einem anderen Blatt. Zwar werden die Blutfette in erster Linie von genetischen Faktoren bestimmt, doch außer Zweifel steht: Das persönliche Profil unserer Blutfette wird entscheidend auch durch die Art geprägt, wie man lebt – und sich ernährt.

Vor allem zwei Säulen unseres auf Komfort und Bequemlichkeit ausgerichteten Lebensstils stehen dauerhaft gesunden Blutfettwerten im Weg: zu wenig Bewegung und ein Zuviel an ungesundem Essen. So zeigen Bevölkerungsstudien eindeutig, dass einige für die westliche Ernährung typische Komponenten maßgeblich zur Erhöhung des Cholesterinspiegels und zur Entwicklung von Fettstoffwechselstörungen beitragen; und das sind …

- zu viele Kalorien,
- ein Mangel an Ballaststoffen,
- zu viele gesättigte Fettsäuren,
- ein zu hoher Anteil an Cholesterin in der Nahrung.

Gesundheit auf dem Teller

Wer sich fettreich ernährt, nimmt damit nicht nur viele gesättigte Fettsäuren auf, sondern verleiht seinem LDL-Cholesterinwert einen kräftigen Schub nach oben. Das Gleiche gilt für eine ballaststoffarme Ernährung. Denn diese ist von Natur aus cholesterin- und fetthaltiger als eine ausgewogene, an pflanzlichen Lebensmitteln reiche Ernährungsweise. Zudem wird damit nicht deren positiver, also reduzierender Effekt auf die Blutfettwerte genutzt. Denn Ballaststoffe – die unverdaulichen Bestandteile pflanzlicher Lebensmittel wie Gemüse, Getreide oder Obst – sind echte Cholesterinblocker: Sie

INFO

DREI ENTSCHEIDENDE WIRKPRINZIPIEN

Wie negativ sich Ernährungssünden – neben Bewegungsmangel – auf die drei Phasen des Fettstoffwechsels auswirken und wie Sie mit bestimmten Nahrungsmitteln Ihre Cholesterinbilanz verbessern sowie die Mechanismen des Cholesterinstoffwechsels positiv unterstützen, das wird im Folgenden erklärt. Zudem finden Sie im Rezeptteil ▸ **siehe Seite 65** die Wirkprinzipien der Nahrungsmittel wieder – jeweils dem Bereich des Cholesterinstoffwechsels zugeordnet, auf den sie besonders positiv Einfluss nehmen.
Der Vereinfachung halber ist dort von den Wirkprinzipien 1, 2 und 3 die Rede. Diese kennzeichnen in Form kleiner Symbole die einzelnen Rezepte ▸ **siehe Seite 62;** und das ermöglicht Ihnen, unter den bereits cholesteringesund konzipierten Rezepten noch einmal Ihre individuelle cholesterinsenkende Küche zu gestalten. Nutzen Sie also Ihr Know-how in puncto Cholesterin für ganz gezieltes cholesterincleveres Kochen.

hemmen nicht nur die Aufnahme der Lipide im Darm, sondern auch deren »Recycling« im Leber-Darm-Kreislauf des Körpers. Damit steigern sie, ohne dass wir es wahrnehmen, die Ausscheidung des Cholesterins über den Stuhl.

Qualität geht vor Menge

Die Qualität eines Fettes definiert sich durch die Art seiner Fettsäuren. Denn sie beeinflussen weitgehend das Auf oder Ab im LDL-Cholesterinwert. Fettgesunde Ernährung bedeutet deshalb als Erstes: Wählen Sie die richtigen Fette aus. Die Bedeutung des Nahrungscholesterins wird dabei als Ursache für erhöhtes Cholesterin von vielen überschätzt; trotzdem empfiehlt es sich, das Nahrungscholesterin auf unter 300 Milligramm pro Tag zu reduzieren. Doch beim Fettverzehr ist im Hinblick auf eine Senkung des Cholesterinspiegels noch die Auswahl der Fettqualität wichtiger als die Verringerung der Fettmenge. Denn Lebensmittel, die qualitativ hochwertige Fette (siehe unten) enthalten, tragen mehr zu gesunden Blutfettwerten bei als eine bloße Einschränkung des Fettkonsums, die qualitative Aspekte außer Acht lässt. Grundsätzlich wäre es allerdings wünschenswert, nicht mehr als 80 Gramm Fett am Tag zu essen, vor allem wenn Sie Probleme mit Ihrem Gewicht haben. Meist sind es nämlich zwischen 100 und 120 Gramm – und vor allem für viele Männer noch mehr!

Ein Drittel des Cholesterins führen wir unserem Körper mit der Nahrung zu.

Weniger ist mehr: gesättigte Fettsäuren

Fette mit einem hohen Anteil an gesättigten Fettsäuren haben meist eine feste Konsistenz und einen hohen Schmelzpunkt. Sie erhöhen nicht nur den Cholesterinspiegel, sondern – zahlreiche Studien belegen es – lassen auch das LDL-Cholesterin im Blut steigen. Auf diese Weise fördern sie Ablagerungen in den Blutgefäßen, die zur gefürchteten Arteriosklerose führen. In den Triglyzeriden gebunden eignen sie sich zudem besonders gut als Speicherfett und bescheren uns die unbeliebten Fettpolster.
Die ungesunden gesättigten Fettsäuren kommen überwiegend in Fetten tierischen Ursprungs vor, wie beispielsweise in Butter, Sahne, Schmalz, Fleisch, Wurstwaren und Hartkäse. Aber auch (vor allem feste) pflanzliche Fette können es in sich haben, wie etwa Kokosnuss- und Palmkernfett.
Gesättigte Fette sollten daher weniger als 10 Prozent Ihrer gesamten täglichen Zufuhr an Kalorien ausmachen. Und wer bereits einen erhöhten LDL-Cholesterinspiegel hat, der sollte seinen Konsum dieser »Cholesterintreiber« besser sogar auf unter 7 Prozent

INFO

TRANSFETTSÄUREN AM BESTEN GANZ VERMEIDEN!

Die folgenden Lebensmittel sind besonders reichhaltig an ungesunden Transfetten:

- Backfette
- Fertigprodukte und Fast Food
- Blätterteig, Gebäck, Kuchen
- Frittierte Speisen und Snacks

Wenn Sie sich (fett)gesund ernähren und Ihren LDL-Cholesterinspiegel dauerhaft senken wollen, dann sollten Sie entsprechende Speisen und Nahrungsmittel möglichst vom Speiseplan nehmen.

seiner gesamten Energiezufuhr halten. Im Klartext bedeutet das: Machen Sie um die entsprechenden Nahrungsmittel am besten einen großen Bogen. Es gibt schließlich genug gesunde Alternativen.

Transfettsäuren – nein, danke

Noch größere Vorsicht ist bei den sogenannten Transfettsäuren geboten. Sie kommen kaum in der Natur vor, sondern entstehen vor allem durch Erhitzen ungesättigter Fettsäuren bei der Fetthärtung in der Nahrungsmittelindustrie. Wie die gesättigten Fettsäuren verhelfen auch Transfettsäuren dem gefäßfeindlichen LDL-Cholesterin zum Anstieg, während sie gleichzeitig das gefäßgesunde HDL-Cholesterin hemmen. Gehärtete pflanzliche Fette (beziehungsweise Produkte mit diesen) sollten deshalb so wenig wie möglich oder am besten gar nicht auf Ihrem Speiseplan stehen. Denn wenn Sie es schaffen, Ihren zuvor erhöhten Verbrauch an gesättigten Fettsäuren und Transfettsäuren deutlich zu vermindern, können Sie Ihren LDL-Wert im Blut um 8 bis 10 Prozent senken. Ganz ohne Medikamente und Nebenwirkungen.

Natürliche Schutzengel: ungesättigte Fettsäuren

Auch wenn es auf den ersten Blick vielleicht gar nicht so erscheinen mag: Es gibt auch gesunde Fette. Zu den gesunden Fetten zählen all diejenigen, die einfach oder mehrfach ungesättigte Fettsäuren enthalten. Chemisch gesehen haben einfach gesättigte Fettsäuren nur eine Kohlenstoffdoppelbindung, mehrfach ungesättigte Fettsäuren zeichnen sich durch mehrere solcher Doppelbindungen aus. Dadurch können ungesättigte Fettsäuren andere Stoffwechselwege nutzen als die gesättigten Verwandten. Einfach ungesättigte Fettsäuren benötigt der Körper für den Stoffwechsel und die Elastizität der Zellmembranen. Klassische Lieferanten dieser Fettsäuren sind Olivenöl, aber auch Rapsöl mit seinem hohen Gehalt an Ölsäure sowie Avocados, Nüsse und Samen.

ESSENZIELL FÜR DEN KÖRPER

Für die Gesundheit besonders wichtige Fettsäuren sind die mehrfach ungesättigten Fettsäuren. Sie werden auch als essenziell (lebensnotwendig) bezeichnet, da der Körper sie benötigt, aber nicht selbst herstellen kann. Essenzielle Fettsäuren sind unter anderem unverzichtbar für den Aufbau der Zellmembranen, für die Aufnahme der fettlöslichen Vitamine A, D, E und K sowie für die Hormonbildung. Deshalb müssen Sie sie über die Nahrung aufnehmen.

Die essenziellen Fettsäuren oder »guten« Fette werden in zwei Gruppen unterteilt: Omega-3- und Omega-6-Fettsäuren. Zu Letzteren zählen die Linol- und Arachidonsäure. Besonders reich an Linolsäure sind Saflor-, Distel-, Soja- und Sonnenblumenöl. Zur Gruppe der Omega-3-Fettsäuren gehört Alpha-Linolensäure. Diese und ihre Abkömmlinge sind im Fett von Makrele, Lachs, Hering, Sardine und Thunfisch enthalten, aber auch in Nüssen sowie in hochwertigen, also kalt gepressten Pflanzenölen wie Leinsamen-, Soja-, Walnuss- und Rapsöl.

Omega-3-Fettsäuren bilden Botenstoffe, die günstig auf die Blutgerinnung wirken. Zudem haben sie entzündungshemmende und gefäßerweiternde Eigenschaften. So wirken sie gefäßschützend und damit vorbeugend vor Erkrankungen wie der koronaren Herzkrankheit oder einem Herzinfarkt. Omega-3-Fettsäuren dürfen deshalb in Ihrer täglichen Zufuhr an Fettkalorien nicht fehlen.

Gezielter und gesünder essen

Mit der gezielten Auswahl von Lebensmitteln als Teil der bewussten Ernährung können Sie nicht nur vorbeugen, sondern auch zu hohe Blutfettwerte senken. Es bedarf also keiner strengen Diät, will man seine Blutfettwerte in einen gesunden Bereich bringen. Zu den in der Nahrung vorkommenden Substanzen, die eine wissenschaftlich gesicherte positive Wirkung auf den Cholesterinstoffwechsel haben, zählen insbesondere:

- **ß-Glukane:** Sie gehören zu den Polysacchariden (Vielfachzuckern) und sind in Ballaststoffen enthalten. Reich daran sind Hafer, Gerste, Flohsamenschalen und die Samen des Johannisbrotbaums.
- **Eicosapentaen- und Docosahexaensäure:** Die essenziellen Fettsäuren sind besonders reichhaltig in fettem Seefisch vorhanden, aber auch in Nüssen, Mandeln und Soja.

TIPP

FISCH ZWEIMAL WÖCHENTLICH AUF DEN TISCH!

Um den Körper ausreichend mit den gesunden Omega-3-Fettsäuren zu versorgen, empfiehlt die Deutsche Gesellschaft für Ernährung (DGE), mindestens zweimal pro Woche fetten Kaltwasserfisch zu essen.

- **Pflanzliche Sterole und Stanole:** Diese Sekundären Pflanzenstoffe (SPS) kommen vor allem in Früchten, Gemüse, Hülsenfrüchten, Nüssen und Samen vor ▸ **siehe Seite 43**.
- **Polyphenole:** Zählen ebenfalls zu den SPS. Als Cholesterinsenker ist hier in letzter Zeit vor allem Kakao in den Mittelpunkt wissenschaftlichen Interesses gerückt ▸ **siehe Seite 42**.

Die genannten Stoffe wirken auf natürliche Weise über die Beeinflussung der Cholesterin- und Fettproduktion in der Leber, die Reduktion der Cholesterinaufnahme und die Rückresorption von Cholesterin im Darm, die Steigerung der Produktion von Gallensäure sowie deren Ausscheidung.
Um Ihren Fettstoffwechsel zu normalisieren, sollten Sie, neben der eventuell notwendigen Normalisierung Ihres Körpergewichts, bei einer fettgesunden Ernährung Kohlenhydrate aus Gemüse, Obst und Vollkornprodukten bevorzugen sowie auf hochwertige Fette pflanzlichen Ursprungs und Seefisch zurückgreifen. Mit dem Wissen um die Qualität der Lebensmittel und mit etwas Übung schafft es jeder von uns, sich gesund, abwechslungsreich und zugleich schmackhaft zu ernähren. Und das ist ganz besonders wichtig. Denn Genuss und die Freude am Essen dürfen nicht fehlen – sie gehören unverzichtbar zu einer gesunden Ernährung. Die Rezepte ab Seite 65 helfen Ihnen dabei, dies zu lernen.

Training: für gute Werte und mehr

Körperliche Bewegung, so könnte man sagen, ist ein natürlicher Feind des Fettes. Wohl nicht zuletzt deshalb hat Sport in unserer schlankheitsfixierten (aber dennoch nicht schlanken) Gesellschaft ein rundum positives Image. Sportlichkeit wird – besonders in der Werbung – als vorbildlich und gesund propagiert. Doch wie sieht es wirklich hierzulande mit dem Sportsgeist aus? Nur etwa die Hälfte der Männer unter 30 ist körperlich ausreichend aktiv und jenseits des 30. Lebensjahrs nimmt der Bewegungsdrang weiter ab. So treibt lediglich nur noch ein Fünftel der 50-Jährigen regelmäßig Sport. Ungesunde Aussichten. Denn es steht außer Frage, dass körperliche Inaktivität das Risiko für Erkrankungen des Herz-Kreislauf-Systems erhöht, da sich die Inaktivität, vor allem in der Freizeit, negativ auf den Abbau der Fette (Übergewicht) und zusätzlich auch ungünstig auf den Cholesterinstoffwechsel (Verhältnis LDL- zu HDL-Cholesterin) auswirkt.

Trägheit macht krank

Wer sich über Jahre hinweg körperlich nicht fordert und alle Anstrengung meidet, die über das alltägliche Maß hinausgeht, der sorgt für ein schädliches Ungleichgewicht: Der Fettanteil des Körpers nimmt zu, wohingegen Muskulatur schwindet. Das hat nicht nur unschöne Folgen für die Figur – weit schlimmer. Denn nehmen die Muskeln ab, kommt es zu Störungen bei der Umwandlung von Nahrungsenergie. Immer schlechter vermag der Organismus Nahrungsfette zu verbrennen. Stattdessen nützt er hauptsächlich Kohlenhydrate zur Energiegewinnung. Das Fett bleibt damit ungenutzt. Körperliche Trägheit macht also auch den Fettstoffwechsel träge und Triglyzeride sowie LDL-Cholesterin feiern ein Fest: Denn sie werden nur noch unzureichend »entsorgt«, nehmen überhand und können die bekannten Schäden verursachen. Sport- und Bewegungsmuffel haben also schlechte Chancen für gesunde Blutfettwerte.

DER ANFANG ALLEN ÜBELS

Ein Zuviel an Pfunden, besonders zu viel Fettmasse im Verhältnis zur Muskelmasse, ist der Anfang allen Übels: Der hohe Fettanteil stört wichtige Enzyme des Fettstoffwechsels in ihrer Funktion, sodass die Lipoproteine, die Fetttransporter im Körper, aus dem Lot geraten. Mit der schwerwiegenden Folge, dass das »gute« HDL-Cholesterin gesenkt wird, das »schlechte« LDL sowie auch die Triglyzeride hingegen ansteigen. Dies sind Voraussetzungen für das Entstehen eines Metabolischen Syndroms und/oder einer Arteriosklerose – und all ihrer möglichen gesundheitlichen Folgen.
Die gute Nachricht jedoch: Wer sich körperlich jeden Tag ein wenig fordert, lebt deutlich risikoärmer: Bereits 30 bis 60 Minuten Bewegung täglich heben den Spiegel des HDL-Cholesterins im Blut um circa 10 Prozent an und senken das LDL um circa 5 Prozent in gesündere Schranken.

Lieber länger und maßvoll trainieren

Wer sich nun die Frage stellt, ob er denn zu den körperlich Aktiven oder doch eher zu den Inaktiven mit gesundheitlich weniger günstigen Prognosen zählt, kann das anhand offizieller Empfehlungen leicht für sich überprüfen. Die Empfehlungen variieren allerdings im Vergleich unterschiedlicher Länder. So gilt in den USA, entsprechend der Definition des Center of Disease Control and Prevention (das dem dortigen Gesundheitsministerium unterstellt ist) als inaktiv, wer sich nie über das im Alltag anfallende Quantum an Bewegung hinaus anstrengt. Körperlich aktiv ist demnach also jeder, der joggt, walkt oder im Fitnessstudio trainiert, unabhängig davon, wie regelmäßig oder intensiv er dies tut.
In Deutschland nimmt man es da genauer und orientiert sich an den Vorgaben zur Prävention chronischer Erkrankungen des Bundesgesundheitsministeriums, der Krankenkassen sowie zahlreicher Verbände. Die deutschen Empfehlungen unterscheiden zwei Varianten körperlicher Aktivität und berücksichtigen zudem individuelle Faktoren einer Person wie etwa Alter und Ge-

wicht. So hat aus Sicht deutscher Mediziner einen gesundheitsfördernden, körperlich aktiven Lebensstil, wer sich an mindestens fünf Tagen pro Woche moderat bewegt oder wer dreimal pro Woche mindestens 30 Minuten lang intensiv körperlich aktiv ist.
Die Attribute »moderat« und »intensiv« hängen dabei davon ab, wie viel Energie man bei der jeweiligen körperlichen Bewegung verbraucht: Steigt der Energieverbrauch während der Aktivität auf das Zwei- bis Vierfache des Energieverbrauchs im Ruhezustand (Grundumsatz) an, sind Sie moderat aktiv. Das ist zum Beispiel der Fall, wenn Sie mit einer Geschwindigkeit von 4 Kilometern pro Stunde gehen.
Als intensiv hingegen wird jede körperliche Belastung eingestuft, bei der Sie mindestens fünfmal so viel Energie (Kalorien) verbrennen wie im Ruhezustand. Dies ist etwa der Fall bei schnellem Gehen oder Walken mit einer Geschwindigkeit von 6 Kilometern pro Stunde und erst recht beim Jogging, bei dem Sie rund 10 Kilometer pro Stunde zurücklegen. Geübte, sprich trainierte Personen können so spielend 1000 bis 1500 Kalorien zusätzlich pro Woche durch körperliche Bewegung verbrauchen, und so ihr Lipidprofil effektiv verbessern. Wenn Sie gesünder leben wollen, sollten Sie also rund 300 Kilokalorien pro Aktivitäts- oder Sporteinheit verbrauchen, und das fünfmal pro Woche. So verbrennen Sie die gewünschten 1500 Kilokalorien pro Woche.

ES MUSS NICHT IMMER AUSDAUERTRAINING SEIN

Regelmäßiges Training am Gerät (kraftorientiertes Training) als Muskelworkout zwei- bis dreimal pro Woche 20 bis 30 Minuten ist ebenso wichtig für die Gesundheit wie Ausdauertraining. Weil ab dem 30. Lebensjahr Muskelmasse und -kraft kontinuierlich abnehmen, empfiehlt es sich, im mittleren Alter auch mit dem Krafttraining zu beginnen. Positiver Nebeneffekt: Das Risiko für Arteriosklerose und Bluthochdruck sinkt.

Krafttraining macht vielen Menschen mehr Spaß als Joggen, Walken oder Radfahren.

Aber auch die Alltagsaktivitäten machen sich auf Ihrem Aktivitätskonto bemerkbar. Besonders bei älteren oder übergewichtigen Menschen können Tätigkeiten wie Garten- oder Hausarbeit, Treppensteigen oder längere Einkaufswege zu Fuß, Fahrradfahren, Wandern und Spazierengehen einen erheblichen Anteil der Tagesaktivität ausmachen. Auch solche Alltags- und Freizeitaktivitäten helfen, die Cholesterinwerte zu verbessern. Lassen Sie also so oft es geht, das Auto einfach einmal stehen und steigen Sie in der U-Bahn oder im Büro Treppen, anstatt den Fahrstuhl oder die Rolltreppe zu benutzen.

LANGSAM(ER) ANGEHEN

Es leuchtet ein, dass Menschen mit einem hohen Körpergewicht ein und dieselbe körperliche Belastung als anstrengender empfinden als Menschen mit Normalgewicht. Wer also das ein oder andere Kilo zu viel mit sich herumschleppt und/oder sportlich untrainiert ist, der sollte deshalb erst einmal langsam in ein bewegteres Leben einsteigen und sich Schritt für Schritt steigern. Denn überfordert man sich gleich zu Beginn seiner sportlichen »Gehversuche«, riskiert man nicht nur, vorzeitig zu ermüden, die Motivation zu verlieren und das Training frustriert abzubrechen; man belastet zudem das Herz und den Kreislauf unnötig. Deshalb gilt die Faustregel: Steigern Sie ganz allmählich den Fitnessgrad und erhöhen Sie erst dann die Trainigsbelastung.

Wer an Ausdauertraining gewöhnt ist, sich also regelmäßig intensiv und ausdauernd betätigt, der ist bis zu zehnmal belastbarer als jemand, der sich nie oder nur sehr selten sportlich fordert. Ein einfaches Beispiel: Trainierte verbrennen bei zwei Stunden körperlicher Belastung rund 2000 Kilokalorien, ein Untrainierter, der ohnehin nur 30 Minuten durchhält, verbraucht dagegen nur etwa 200 Kalorien. Sporteinsteiger mit niedriger Ausdauerleistungsfähigkeit schaffen es daher zunächst nicht, durch die Intensität ihres Trainings einen befriedigenden Energieverbrauch zur erzielen. Sie müssen dies über die Dauer des Trainings erreichen, also: sich länger, dafür weniger intensiv bewegen. Erhöhen Sie daher zunächst Ihr Alltagsbewegungspensum und planen Sie zusätzlich dreimal die Woche 30 Minuten Sport ein. Damit Sie nicht gleich aus der Puste kommen (und wieder die Lust verlieren), wechseln Sie dabei anfangs im Zwei- bis Drei-Minuten-Takt zwischen zügigem Walken und Gehen. Nach und nach erhöhen Sie dann die schnellen Phasen, bis Sie problemlos 30 Minuten am Stück walken können. Wollen Sie sich noch steigern, integrieren Sie immer wieder kleinere Laufeinheiten – bis Sie die ganze Strecke joggend zurücklegen.

TIPP

GESUNDHEITSCHECK!

Im Rahmen des »Check-up 35« können Mitglieder gesetzlicher Krankenkassen ab dem 35. Lebensjahr alle zwei Jahre kostenlos ihre Blutfettwerte kontrollieren lassen. Für Privatpatienten gilt dies – unabhängig von deren Alter – sogar jährlich. Wichtig ist es dabei, dass Sie nüchtern zur Blutentnahme kommen. Das bedeutet: Sie sollten 12 Stunden zuvor nichts mehr essen, außer Wasser nichts trinken, nicht rauchen und sollten 36 Stunden vorher auch auf Alkohol verzichten.

KRANKHEITSRISIKO ÜBERGEWICHT

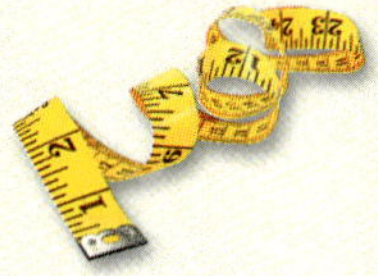

Übergewicht ist nicht einfach ein kosmetisches Problem. Es geht mit einem deutlich gesteigerten Risiko für Fettstoffwechselstörungen und anderen Erkrankungen einher und kann somit Ihre Gesundheit stark beeinträchtigen.

Aktuelle Zahlen belegen, dass die Deutschen im europäischen Vergleich das meiste Gewicht auf die Waage bringen. 75 Prozent der Männer und 60 Prozent der Frauen über 40 sind übergewichtig, viele sogar adipös.

DER BMI

Mit dem Body-Mass-Index (BMI) stellen Sie fest, ob Ihr Gewicht im Normbereich liegt oder um wie viel es zu hoch ist.
Und so berechnen Sie Ihren BMI: Körpergewicht durch (Körpergröße mal Körpergröße) als kg / m^2. Ein Beispiel: 65 kg : 1,67 m x 1,67 m = BMI 23,3.
Die Werte normalgewichtiger Personen liegen gemäß der Adipositasklassifikation der Weltgesundheitsorganisation (WHO) zwischen 19 und 25. Ein BMI über 25 gilt als übergewichtig, ein BMI über 30 als fettleibig und behandlungsbedürftig.

DER BAUCHUMFANG

Als besonders gesundheitsgefährdend gilt, wenn sich das Fett im Bauchbereich konzentriert. Denn das innere Bauchfett oder Viszeralfett (vom lat. viscera = Eingeweide) lagert sich nicht nur in den inneren Organen ab, sondern ist besonders stoffwechselaktiv: Es speichert schneller Fett ein und setzt dieses auch rasch wieder frei. So führt es zu erhöhten Triglyzerid- und LDL-Werten im Blut. Da die Entsorgungszentrale der Fette, die Leber, jedoch selbst mit Fett überladen ist, kann sie nicht mehr genügend Lipide aus dem Blut aufnehmen und abbauen. In diesem Fall sinkt zudem der Spiegel des »guten« HDL-Cholesterins und das Gesamtcholesterin steigt an. Langfristig kann ein Zuviel an innerem Bauchfett daher unter anderem eine Fettstoffwechselstörung zur Folge haben, aber auch Bluthochdruck, Arteriosklerose und allem voran Diabetes mellitus verursachen.
Erhöht ist das Risiko bei Frauen ab einem Bauchumfang von 88 Zentimetern, bei Männern ab 102 Zentimetern. Um ein Diabetesrisiko zu einer großen Wahrscheinlichkeit auszuschalten, liegen die Werte sogar noch einmal deutlich niedriger: So sollte der Bauchumfang bei Frauen die 80-Zentimeter-Marke, bei Männer 94 Zentimeter nicht überschreiten.

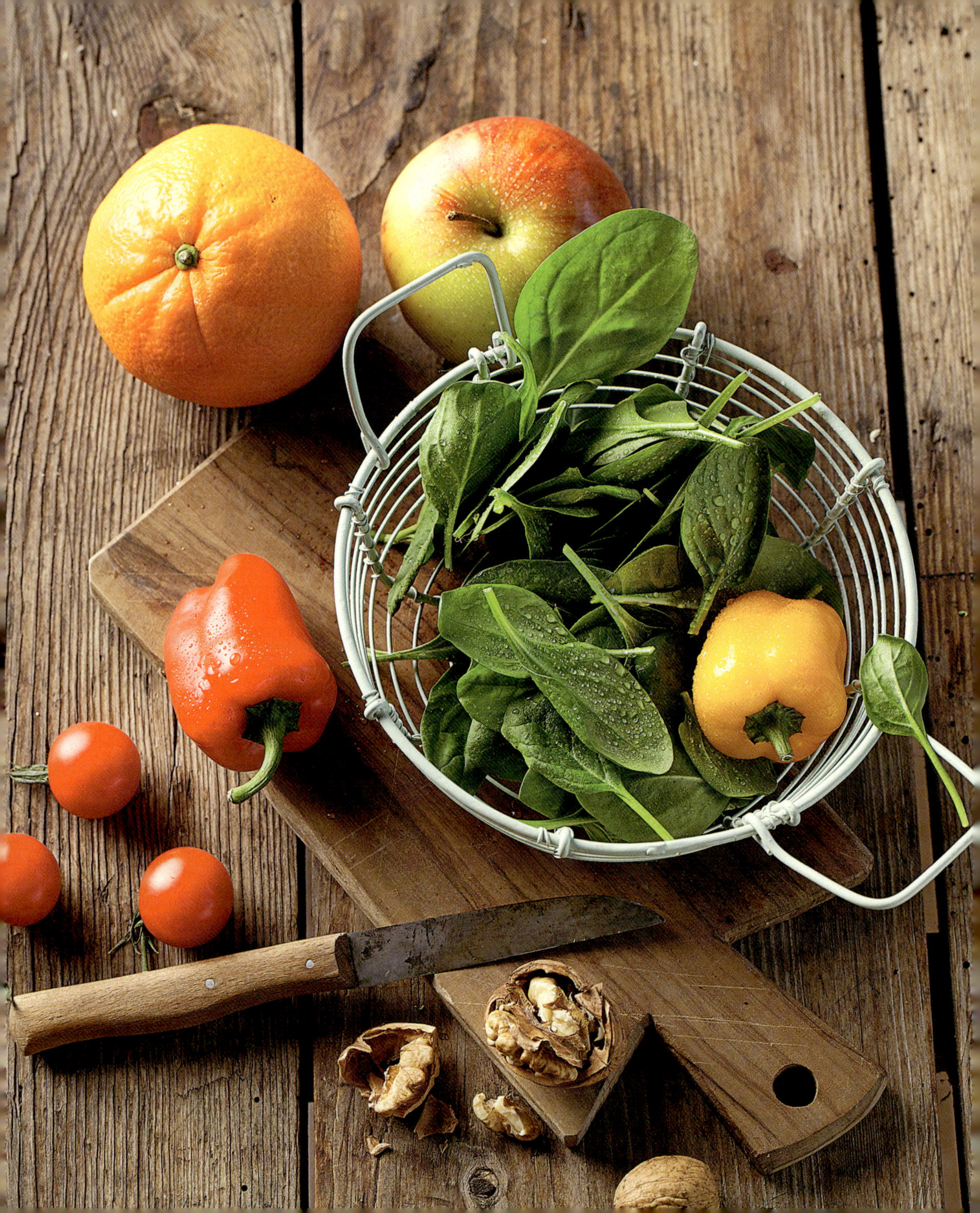

AB JETZT GESÜNDER LEBEN

INDEM SIE IHRE ERNÄHRUNGSGEWOHNHEITEN ANPASSEN, KÖNNEN SIE SELBST VIEL FÜR IHREN CHOLESTERINSPIEGEL TUN. ZUDEM HELFEN NATÜRLICHE »CHOLESTERINKILLER«, DIE BLUTFETTWERTE GANZ GEZIELT ZU VERBESSERN.

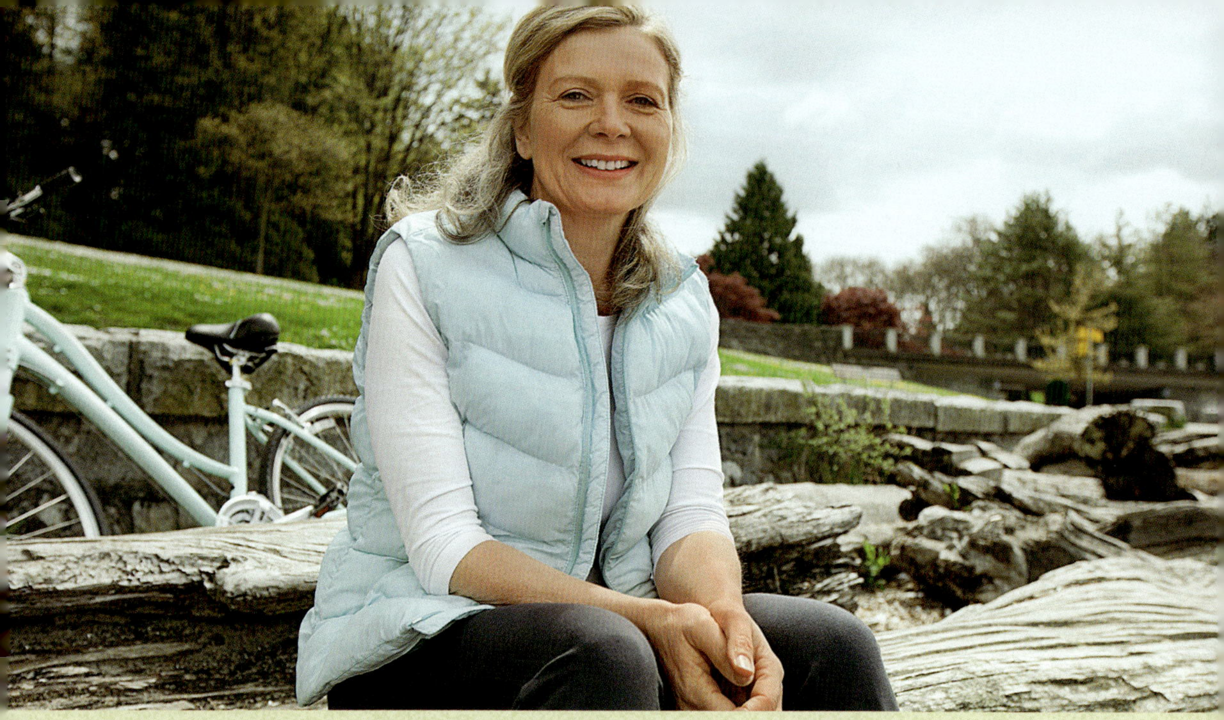

DIE CHOLESTERINWERTE AKTIV SENKEN

Nicht jeder hat das Glück oder die Möglichkeit, von Jugend an alles richtig zu machen, auch in Bezug auf den Lebensstil. Nicht jeder hat in jungen Jahren einen positiven Zugang zur Bewegung gefunden und nicht jeder hat gelernt, sich gut und richtig zu ernähren. Doch falsche Gewohnheiten lassen sich ändern: mit dem richtigen Bewusstsein und dem Willen, das theoretische Wissen in den praktischen Alltag umzusetzen.

Die Basis: 5 kg, 5 cm, 30 min, 30 g

»5-5-30-30«: Vier Zahlen stehen für ein einfaches, aber wirksames Konzept, das Sie sich merken müssen, um auf den richtigen Weg zu kommen. Denn die weltweiten Ergebnisse aus medizinischen Studien beweisen, dass die Einhaltung dieses einfachen Konzepts einen erheblichen Gesundheitsvorteil bringt.

- Die erste 5 steht für 5 Kilo Gewichtsreduktion.
- Die zweite 5 für 5 Zentimeter weniger Bauchumfang.
- Die erste 30 für eine tägliche sportliche Freizeitaktivität von 30 Minuten.
- Die zweite 30 für die Tageszufuhr von 30 Gramm Ballaststoffen.

Natürlich dürfen Sie auch mehr tun. Aber bereits mit dem 5-5-30-30-Konzept sinkt die Wahrscheinlichkeit für den Typ-2-Diabetes drastisch; die Faktoren des Metabolischen Syndroms werden erheblich reduziert. Aber Sie müssen am Ball bleiben, wenn Sie nachhaltig etwas verändern wollen.

Vielen gelingt es leichter, ihre guten Vorsätze umzusetzen, wenn sie Rückhalt in einer Gruppe oder bei einem Experten finden. Im Internet oder in regionalen Anzeigenblättern finden Sie sicher schnell Gleichgesinnte, mit denen Sie zusammen planen und sich treffen können.

Dauerhafte Ernährungsumstellung statt rigider Diäten

Um die guten Vorsätze in die Tat umzusetzen und die Cholesterinwerte ganz bewusst nach unten zu bringen, braucht es eine bewusste Auswahl an Lebensmitteln. Welche die Blutfettwerte am meisten beeinflussen, erfahren Sie ab Seite 39. Haben Sie zudem bereits einen erhöhten BMI ▸ **siehe Seite 33**, muss die Ernährung außerdem vor allem energiereduziert (kalorienarm) sein, aber auch fett- und kohlenhydratgesund. Dies bedeutet im Hinblick auf die drei Hauptnährstoffe:

- Bevorzugen Sie bei den Kohlenhydraten Gemüse, Hülsenfrüchte und Getreideprodukte aus vollem Korn.
- Sparen Sie an gesättigten Fetten und greifen Sie stattdessen zu pflanzlichen und tierischen Lieferanten von Omega-3-Fettsäuren ▸ **siehe Seite 40**.
- Achten Sie außerdem auch bei Eiweißlieferanten auf versteckte Fette (zumal diese oft vor allem gesättigte Fettsäuren enthalten, wie zum Beispiel Käse).

Wie beim Sport und der Bewegung helfen jedoch auch beim Ernährungsverhalten keine noch so guten Vorsätze, wenn sie an der Realität vorbeigehen. Sie werden weder in einer Woche vom Bewegungsmuffel zum Ausdauersportler noch vom begeisterten Fleischesser zum überzeugten Gemüsefan. Im Gegenteil: Je strenger die anfängliche Ernährungsumstellung, desto unwahrscheinlicher ist es, diese auch auf Dauer durchzuhalten. Das belegen vor allem Studien zur Gewichtsreduktion: Sie zeigen eindeutig, dass der Erfolg beim Abnehmen weniger von einem bestimmten Programm abhängt als von der Tatsache, ob man die Programminhalte langfristig akzeptieren und so auf lange Sicht am Ball bleiben kann. Und genau dasselbe gilt auch für die Ernährungsumstellung mit dem Ziel, das Cholesterin im Blut zu senken.

TIPP

PLANEN SIE GENAU, WAS SIE VERÄNDERN WOLLEN

Die Freiburger Psychologieexpertin Prof. Dr. Göhner verrät, was es Ihnen leichter macht, Ihren Lebensstil hinsichtlich Aktivität und Ernährung in die richtige Richtung umzustellen:

- Planen Sie präzise, also mit konkretem Was und Wann.
- Planen Sie so, dass die Pläne auch Ihren Interessen entsprechen.
- Planen Sie praktikabel. Ihr Plan muss zeitlich, organisatorisch und nicht zuletzt auch aus finanzieller Sicht in Ihren Alltag passen.
- Und schließlich muss Ihr Plan auch wirksam sein, das heißt, er muss sich an den Zielen orientieren, die wir Ihnen als Weg für einen gesunden Lebensstil genannt haben.

Vollwertige und abwechslungsreiche Ernährung

»Alles, was wir essen, wirkt auf den Körper und verändert ihn, und von diesen Veränderungen hängt das ganze Leben ab.« Diese medizinische Weisheit, die durchaus den aktuellen Vorstellungen entspricht, formulierte der griechische Arzt Hippokrates bereits vor mehr als 2000 Jahren. Dagegen gelten die pauschalen Empfehlungen der 1980er-Jahre wie die Slogans »Gesund durch weniger Cholesterin« und »Fett macht krank« schon heute als veraltet. Statt bestimmte, angeblich ungesunde Nahrungsmittel wie Eier und Fleisch grundsätzlich zu verbieten, sollte eine moderne Ernährung nämlich gleichzeitig gesund, schmackhaft und abwechslungsreich sein. Denn da der Mensch regelmäßig essen muss (und soll), wäre es für die Gesundheit fatal, wenn er die Freude am Essen verlieren würde.

Hierzu gehört zum Beispiel auch das Ei zum Frühstück. Eier galten lange – und für einige ganz kluge Besserwisser auch noch heute – als »Cholesterinmäster« schlechthin. Kontrollierte Studien konnten dies nicht beweisen. Es gilt eher das Gegenteil: Das im Eigelb enthaltene Lecithin kann die Cholesterinaufnahme im Darm sogar senken. Also, kein Stress zum Frühstück. Wer sich ausgewogen ernährt, braucht auf das Frühstücksei nicht zu verzichten. Entspannen Sie sich lieber. Denn Stress erhöht über Stresshormone den Cholesterinspiegel. Zudem sorgt er dafür, dass Puls und Blutdruck in die Höhe steigen, die Blutgefäße geschädigt werden und sich somit langfristig das Risiko für Herz-Kreislauf-Erkrankungen erhöht.

NUTZEN SIE DIE VIELFALT

Lebensmittel unterscheiden sich von Medikamenten in einem ganz wichtigen Punkt: Sie haben bei der Lebensmittelauswahl die Möglichkeit, auf Ihre individuellen Bedürfnisse und Ihr persönliches Geschmacksprofil einzugehen. Ein klarer Vorteil, denn Gesundheit definiert sich immer mehrdimensional und schließt insbesondere das subjektive Wohlbefinden mit ein. Einseitige Diäten und ein »Essen ohne Genuss« dagegen machen eher krank als gesund, da sie in der Regel kein positives Gefühl vermitteln. Abgesehen davon steigt infolge des ungeliebten Jo-Jo-Effekts das Gewicht nach einer Diät schnell wieder an – und damit auch das Krankheitsrisiko.

Lebensmittel als natürliche »Cholesterinkiller«

Zwar verhindert eine ausgewogene, gesunde Ernährung nicht unbedingt Krankheiten. Sie kann aber dazu beitragen, Risikofaktoren zu reduzieren, und so dabei helfen, im Rahmen der individuellen Veranlagung länger gesund zu bleiben. Denn wissenschaftliche Erkenntnisse bestätigen, dass schmackhafte oder wegen ihrer Farbe oder ihres Geruchs attraktive Lebensmittel wie Tomaten, Artischocken, Brokkoli, Knoblauch oder Oliven auch zahlreiche gesundheitsfördernde Inhaltsstoffe, die sogenannten sekundären Pflanzenstoffe, enthalten.

Eins ist unumstritten: Ernährungsumstellung und vermehrte körperliche Aktivität führen nachweislich zu einer verbesserten Einstellung der verschiedenen Cholesterinanteile in die gewünschte Richtung. Der LDL-Wert sinkt und der HDL-Wert steigt. In einigen Fällen jedoch reichen diese Verbesserungen nicht aus, um die Fettstoffwechselwerte in den Zielbereich zu bringen. Daher wurde in den letzten Jahren gezielt nach Nährstoffen geforscht, die den Cholesterinspiegel noch weiter senken und so Fettstoffwechselstörungen und deren Folgen vermeiden beziehungsweise positiv beeinflussen sollen. Aus medizinischer und therapeutischer Sicht muss man dabei streng zwischen wirksamen, zweifelhaften und unwirksamen – zum Teil sogar gesundheitsschädlichen Wirkstoffen – unterscheiden.

- Zu den gesicherten und wirksamen Ansätzen zählen: pflanzliche Sterine (oder auch Sterole) und Stanole (die hydrierte Form der Sterole), Sojaprodukte, Kakaoöl und -pulver, Nüsse und Mandeln, Ballaststoffe und Pflanzenfasern sowie Fischöl. Sie sind anders als Medikamente zwar nicht substanzspezifisch, wirken aber über »natürliche«, meist komplexe Prinzipien. Sie beeinflussen die Cholesterin- und Fettproduktion in der Leber, reduzieren die Cholesterinaufnahme sowie die Rückresorption im Darm und verstärken die Bildung und Ausscheidung von Gallensäuren. Mehr dazu auf den folgenden Seiten.

- Von den zweifelhaften Substanzen oder vermeintlichen Wirkstoffen ▸ **siehe Seite 46** dagegen erreicht keine auch nur annähernd eine kontrollierte Cholesterinsenkung von mehr als 3 Prozent. Hinzu kommt, dass sich die Mittel häufig gar nicht in den Ernährungsalltag einbauen lassen. Für die in den meisten Fällen über das Internet vertriebenen Nahrungsergänzungsmittel fehlt oftmals nicht nur die therapeutische, sondern auch die toxikologische Sicherheit – Nebenwirkungen sind also vorprogrammiert.

Im Nachfolgenden erfahren Sie, welche Lebensmittel beziehungsweise welche darin enthaltenen Wirkstoffe den Cholesterinwert im Blut nachweislich senken und somit Fettstoffwechselstörungen medikamentenunabhängig positiv beeinflussen können.

Pflanzliche Sterine und Stanole

Pflanzliche Sterine (Sterole) und Stanole sind in ihrer Struktur dem Cholesterin verwandte Pflanzenwachse. Sie werden chemisch auch Phytosterine und Phytostanole genannt und können den Cholesterinspiegel nachweislich senken. Denn aufgrund ihrer dem Cholesterin sehr ähnlichen chemischen Struktur blockieren sie teilweise die Aufnahme (Absorption) von Cholesterin im Darm. Sterine sind Bestandteile pflanzlicher Zellmembranen und kommen natürlicherweise in Früchten, Gemüse, Nüssen, Samen, Hülsenfrüchten und Pflanzenölen vor. Stanole werden entsprechend in geringeren Spuren in pflanzlichen Lebensmitteln vorgefunden. Besonders reich an Phytosterinen sind zum Beispiel Sonnenblumenkerne (ungefähr 0,5 Gramm/100 Gramm) und Sesamsaaten (etwa 0,7 Gramm/100 Gramm).

Im Durchschnitt nehmen wir mit der Nahrung täglich etwa 20 bis 50 Milligramm Stanole und 150 bis 300 Milligramm Sterine auf. Klinische Effekte im Sinne einer wirksamen Cholesterinsenkung werden dadurch noch nicht beobachtet. Verschiedene kontrollierte Studien haben nachgewiesen, dass erst eine Dosis von 2 bis 3 Gramm pro Tag das LDL-Cholesterin um 6 bis 15 Prozent senkt (HDL-Cholesterin und Triglyzeridspiegel werden nicht beeinflusst). Nach den Empfehlungen des Wissenschaftlichen Lebensmittelausschusses der EU sollte diese Tagesdosis nicht überschritten werden, auch wenn zur Frage nach möglichen klinisch relevanten Nebenwirkungen oder Veränderungen von Laborparametern entsprechende Studien zurzeit noch fehlen.

Da pflanzliche Sterine und Stanole gut fettlöslich sind, reichert die Lebensmittelindustrie auch Margarine, Sojaprodukte, Milch und Joghurt mit ihnen an. Die EU-Kommission hat zudem den Zusatz auch für Fruchtgetränke auf Milchbasis, Sojagetränke, Gewürze und Salatsaucen zugelassen. Man kann also davon ausgehen, dass das Angebot im Handel noch größer wird. Allerdings sind mit Phytosterinen angereicherte Lebensmittel grundsätzlich nur für Personen mit erhöhtem LDL-Cholesterinspiegel gedacht. Deshalb schreibt die Lebensmittelkennzeichnung ausdrücklich vor, dies auf der Verpackung entsprechend zu vermerken. Ebenso müssen Sie beachten, dass Sterine und Stanole die Konzentration von Karotin als Vorstufe des Vitamins A im Körper um bis zu 20 Prozent senken können. Denn Karotine werden als fettlösliche Nahrungsbestandteile über ähnliche Mechanismen wie Cholesterin aus dem Darm resorbiert. Folgen Sie daher den Empfehlungen der EU-Kommission, wenn Sie pflanzliche Steri-

INFO

BRINGT MEHR AUCH MEHR?

Da die cholesterinsenkende Wirkung der in diesem Kapitel genannten Lebensmittel und Inhaltsstoffe zum Teil sehr unterschiedlich ist, haben Wissenschaftler untersucht, ob die Kombination verschiedener Stoffgruppen nicht noch einen stärkeren Einfluss auf den Cholesterinspiegel haben könnte. Schließlich ist rein rechnerisch bei gleichzeitigem Einsatz der verschiedenen Nährstoffgruppen ein Absinken des LDL-Wertes um mindestens 25 Prozent zu erwarten. Und in der Tat hat die kanadische Arbeitsgruppe um David Jenkins anhand der sogenannten Portfolio-Diät gezeigt, dass die gleichzeitige vermehrte Zufuhr von Phytosterinen, Sojaprotein, Mandeln und Ballaststoffen das LDL um 35 Prozent senken konnte. Auch wenn dieser Effekt auf der Basis einer fett- und cholesterinreduzierten Ernährung beruht, die im Rahmen der Studie an die Kontrollgruppe verabreicht wurde: Bei einer Reduktion des schlechten LDL-Cholesterins von 12 Prozent über die Nahrung verbleibt rein rechnerisch noch immer ein »Nettoeffekt« von immerhin 23 Prozent – eine Wirkung, die mit einer niedrig dosierten medikamentösen Therapie (20 mg Lovastatin) durchaus vergleichbar ist.

Dies lässt hoffen, dass für viele Menschen mit Fettstoffwechselstörungen eine diätetische Behandlung ausreichend sein kann – zumindest bei nur mäßig erhöhten LDL-Cholesterinwerten. Je nach individuellem Schweregrad der Fettstoffwechselstörung – und auch dann, wenn noch andere Risikofaktoren bestehen (wie beispielsweise nach einem Herzinfarkt) – reichen diese Maßnahmen allein zur Behandlung des Krankheitsbildes aber leider nicht aus.

ne oder Stanole einnehmen: Essen Sie reichlich dunkelgrünes, gelbes und orangefarbenes Obst und Gemüse. Sie sind besonders reich am Mikronährstoff Karotin.

Sojaprodukte

Die amerikanische Expertenkommission zur Senkung erhöhter Cholesterinwerte (NCEP ATP III) empfiehlt eine Zufuhr von 25 bis 40 Gramm Sojaprotein pro Tag. Sie stützt sich dabei auf die Analyse von 16 gut kontrollierten Studien, die nach vermehrter Zufuhr von Sojaprotein eine durchschnittliche Absenkung des LDL-Cholesterins um 5 Prozent nachgewiesen haben. Neuere Untersuchungen ergaben, dass der Effekt von solchem Sojaprotein, das besonders reich an Isoflavonen ist, den LDL-Wert durchaus um 5 Prozent senken kann. Enthält das Sojaprotein dagegen nur wenig Isoflavone, sinkt der LDL-Spiegel nur um weniger als 3 Prozent. Warum der Cholesterinspiegel durch das Sojaprotein überhaupt nach unten geht, ist noch nicht sicher bekannt. Es wird vermutet, dass Sojaprotein biologisch aktive Peptide (Eiweißbruchstücke) enthält, die eine spezifische cholesterinsenkende Wirkung haben. Vermutlich spielt aber auch eine Rolle, dass Menschen, die regelmäßig Sojaprodukte essen (zum Beispiel Tofu) weniger tierisches Eiweiß verzehren – und damit zugleich weniger tierische Fette (gesättigte Fettsäuren) zu sich nehmen. Dies könnte auch der Grund dafür sein, dass bei Abnehmstudien diejenigen Menschen mehr an Gewicht verloren, die bei gleicher Kalorienmenge statt tierisches Eiweiß Sojaprotein aßen. Hochwertiges Sojaprotein ist deshalb auch in der in Apotheken vertriebenen Vitalkost Almased® enthalten.

Kakaoöl und Kakaopulver

Auch Kakaoöl, Kakaopulver und dunkle Schokolade (Kakaoanteil über 70 Prozent) sind reich an biologisch wirksamen Bestandteilen und sekundären Pflanzenstoffen wie Flavonoiden und Polyphenolen. Beide sind daher ebenfalls in der Lage, das Cholesterin zu senken und die Blutfette zum Positiven zu beeinflussen. Bei regelmäßigem Verzehr, am Tag je 20 bis 35 Gramm Kakaopulver oder 2 Riegel bittere Schokolade, sinkt das LDL-Cholesterin nach etwa vier Wochen um circa 5 Prozent, während das HDL-Cholesterin um rund 10 Prozent steigt. Gleichzeitig bessert sich die Neigung der Blutplättchen zu verklumpen, wodurch das Blut besser fließt. Also, wenn Sie sich ansonsten ausgewogen ernähren, dürfen Sie auch mal naschen. Je höher dabei der Anteil an Kakaobutter, desto besser. Greifen Sie daher zu Produkten mit mindestens 70 Prozent Kakao. Ein weiterer Vorteil der Bitterschokolade: Sie hat zwar nicht weniger Kalorien als die Vollmilchvariante, aber weil ihr Geschmack viel intensiver ist, reicht bereits ein kleines Stückchen für den vollen Schokoladengeschmack.

Ein kleines Stückchen dunkle Schokolade genügt bereits für den vollen Schokogeschmack.

Nüsse und Mandeln

Ausgedehnte Bevölkerungsstudien haben gezeigt, dass Menschen, die viele Nüsse und/ oder Mandeln essen, einen deutlich niedrigeren Cholesterinspiegel aufweisen und seltener an einem Herzinfarkt sterben. Klinische Untersuchungen konnten diese Ergebnisse bestätigen – mehr noch: Die Wissenschaftler beobachteten neben dem sinkenden Gesamt- und LDL-Cholesterin auch einen Abfall der Triglyzeride sowie einen Anstieg des HDL-Cholesterins. Je nach Studienteilnehmer, Nusssorte und Dosierung sank der Wert des Gesamtcholesterins um bis zu 16 Prozent, der des LDL-Cholesterins um bis zu 19 Prozent und der Triglyzeridspiegel um bis zu 15 Prozent. In fünf Studien führte der erhöhte Nussverzehr gleichzeitig zu einer Zunahme des HDL-Cholesterins von bis zu 8 Prozent. Die Versuchspersonen aßen dabei meist an mindestens fünf Tagen pro Woche jeweils 50 und 100 Gramm Nüsse. Dabei ließ sich eine Verbesserung des Lipidprofils schon bei 20 Gramm und weniger pro Tag nachweisen, obschon das LDL-Cholesterin dann in geringerem Maße absank. Diese positiven Effekte schreiben Ärzte vor allem der günstigen Fettsäurezusammensetzung von Nüssen zu (wenig gesättigte, viele einfach und mehrfach ungesättigte Fettsäuren). Insbesondere den hohen Anteil an einfach ungesättigten Fettsäuren erachten sie als positiv, vor allem wenn sie im täglichen Speiseplan auch noch gesättigte Fette tierischen Ursprungs ersetzen.

Zwar führen Kritiker zu Recht immer wieder an, dass Nüsse wahre Kalorienbomben sind, weil sie gut und gerne 500 bis 700 Kilokalorien pro 100 Gramm enthalten. Nussliebhaber verzichten aber wohl anderweitig auf Kalorien. Denn es gibt keine Studie, die zeigt, dass bei einem regelmäßigen Konsum von Nüssen das Körpergewicht nach oben steigt, sofern dabei die empfohlenen Mengen nicht überschritten werden.

Ballaststoffe und Pflanzenfasern

Ballaststoffe kommen als unverdauliche Nahrungsbestandteile vorwiegend in pflanzlichen Lebensmitteln vor. Sie können durch die Verdauungsenzyme im Dünndarm nicht zerlegt und daher nicht vom Stoffwechsel aufgenommen werden, sondern werden weitgehend unverdaut wieder ausgeschieden. Ballaststoffe werden nach ihrem Lösungsverhalten als wasserunlösliche Ballaststoffe (etwa Zellulose, Lignin im Weizen und Mais) und wasserlösliche Ballaststoffe (beispielsweise Pektin und ß-Glukan in

Äpfeln, Gemüse, Hülsenfrüchten und Haferprodukten) unterschieden. Letztere haben über die Bindung freier Gallensäuren im Dünndarm und deren damit verbundene Ausscheidung mit dem Stuhl eine direkte cholesterinsenkende Wirkung. Weil eine ballaststoffreiche Ernährung gleichzeitig aber auch aus Lebensmitteln mit einem geringen Gehalt an gesättigten Fetten und Cholesterin besteht, unterstützt sie zusätzlich auch indirekt das Absinken des Cholesterinspiegels im Blut.

Dass Ballaststoffe das LDL-Cholesterin und somit das Risiko für koronare Herzkrankheiten senken, ist seit vielen Jahren bekannt: Im Durchschnitt kann durch eine zusätzliche Aufnahme von 5 bis 10 Gramm Ballaststoffen pro Tag der LDL-Cholesterinspiegel um 5 Prozent gesenkt werden. In Kombination mit einer kalorien- und fettreduzierten Ernährung sowie vermehrter körperlicher Aktivität (mehr Bewegung im Alltag, regelmäßiger Sport) kommt es sogar zu einer Senkung von 25 Prozent.

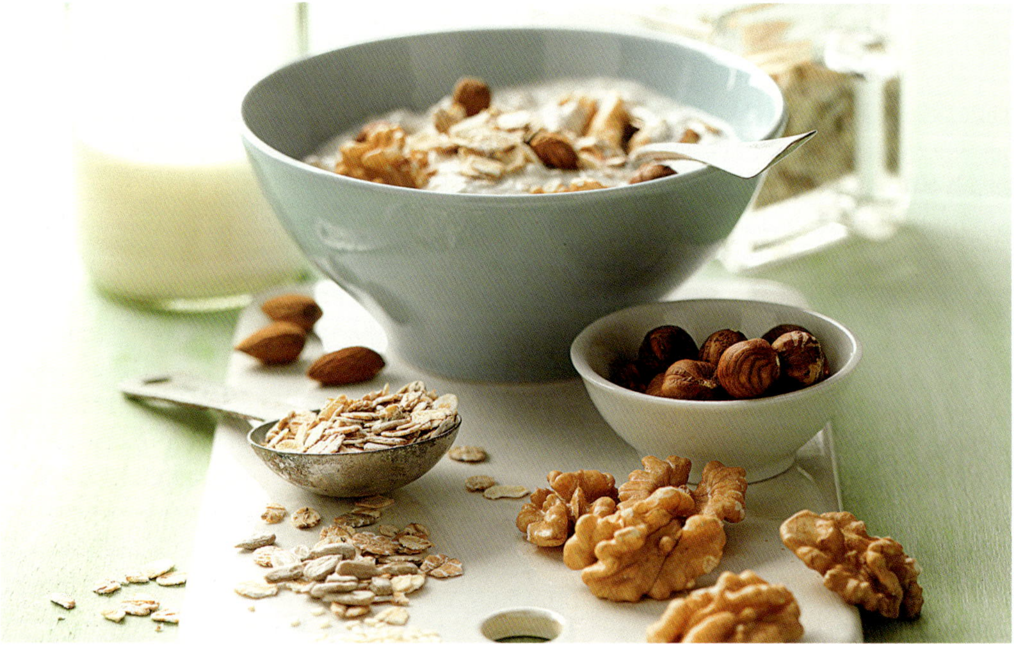

Wer den Tag mit einem Müsli aus Vollkornflocken und frischen Früchten startet, versorgt seinen Körper bereits mit einer guten Portion Ballaststoffen. Nüsse liefern dazu wichtige Fettsäuren.

INFO

ZUSÄTZLICHE BALLASTSTOFFE

Reicht die tägliche Kost nicht aus, das Ballaststoffsoll zu erfüllen, oder haben Sie Probleme mit Kleie und Haferflocken, so können Sie auch entsprechende Nahrungsergänzungsmittel oder Medikamente einnehmen. Im Handel sind dazu Produkte mit ß-Glukan, dem Fruchtmark des Johannisbrotbaums oder Flohsamenschalen erhältlich – eins dieser Flohsamenschalenpräparate ist sogar offiziell zur unterstützenden Behandlung leicht bis mäßig erhöhter Cholesterinwerte zugelassen und als Arzneimittel in der Apotheke erhältlich. Die Europäische Arzneimittelbehörde empfiehlt hierzu eine Tagesdosis von 7 bis 20 Gramm. Bei höherer Dosierung können Nebenwirkungen wie Blähungen, Völlegefühl oder Verstopfung auftreten.
Auf keinen Fall vergessen: Ballaststoffe binden Wasser. Sie müssen also auf Ihre Flüssigkeitszufuhr achten.

Darüber hinaus haben Ballaststoffe noch weitere Gesundheitsvorteile. Sie helfen durch ihre sättigende Wirkung, die Kalorienaufnahme zu reduzieren, und unterstützen dadurch die Gewichtsabnahme. Durch eine verzögerte Glukoseresorption (Aufnahme des Nahrungszuckers ins Blut) senken Ballaststoffe das Blutzuckerprofil bei Diabetikern und vermindern die Insulinresistenz. Nicht zuletzt wirken Ballaststoffe insgesamt verdauungsfördernd und helfen so, Magen-Darm-Erkrankungen wie Verstopfung, Hämorrhoiden und Darmkrebs vorzubeugen. Ein weiterer positiver Nebeneffekt: Je ballaststoffreicher eine Mahlzeit ist, desto länger bleibt sie im Magen – und hält entsprechend länger satt.

Als ballaststoffreiche Lebensmittel stehen vor allem Gemüse, Obst (in besonderem Maße Trockenfrüchte), Nüsse und Getreideprodukte (insbesondere Vollkornbrot, Vollkornreis und Vollkornnudeln sowie verschiedene Flocken und Müslimischungen) zur Auswahl. Getreideprodukte aus vollem Korn sind dabei am ehesten geeignet, eine ausreichende Ballaststoffaufnahme zu sichern. Einen besonders hohen Anteil an löslichen Ballaststoffen hat zum Beispiel Haferkleie. Wenn Sie es mögen, können Sie gezielt Müslis, Suppen oder Säfte mit Kleie anreichern; sie müssen aber darauf achten, dass Sie pro Esslöffel Kleie 200–250 Milliliter mehr an Flüssigkeit benötigen (zum Beispiel einfach ein Glas Wasser trinken).

In Fleisch, Wurst, Fisch, Eiern, Milch und Milchprodukten, Zucker, Ölen und Fetten sind dagegen keine Ballaststoffe enthalten. Wenn Sie sich bewusst ballaststoffreich ernähren, verzichten Sie also automatisch auf viele derjenigen Lebensmittel, die das Cholesterin im Blut eher steigen lassen.

Omega-3-Fettsäuren und Fischöl

Das Öl von Kaltwasserfischen enthält im Vergleich zu anderen Lebensmitteln größere Mengen der Omega-3-Fettsäuren Eicosapentaensäure (EPS) und Docosahexaensäure (DHS). Beide haben einen nachgewiesenen Effekt auf Triglyzeride, da sie den Stoffwechsel der VLDL-Partikel in der Leber beeinflussen. Sie senken somit nicht nur den Triglyzeridwert, sondern auch das »Nicht-HDL-Cholesterin«, also die Summe an gesundheitsgefährdendem VLDL- und LDL-Cholesterin.
Eine effektive Senkung der Blutwerte lässt sich allerdings nur mit speziellen Omega-3-Konzentraten (etwa Omega-3-Säurenethylester) erreichen, von denen wiederum eine tägliche Dosis von 2 bis 4 Gramm notwendig ist. Die von der DGE empfohlenen zwei Fischmahlzeiten pro Woche zielen daher nicht primär auf die triglyzeridsenkende Wirkung der wertvollen Fischöle ab, sondern eher auf den allgemeinen gesundheitsfördernden Aspekt der im Fisch enthaltenen Omega-3-Fettsäuren sowie auf die Verbesserung des individuellen Fettsäuremusters in der tagtäglichen Ernährung.

INFO

GESUNDHEITSFAKTOR NAHRUNG

Wirkung der Portfolio-Diät ▸ **siehe Seite 41** auf die LDL-Cholesterin-Reduktion:

- Reduktion gesättigter Fettsäuren (‹ 7 Prozent): 8–10 Prozent
- Reduktion des Nahrungscholesterins (‹ 200 mg): 3–5 Prozent
- Zufuhr pflanzlicher Sterine/Stanole (2 g/Tag): 6–15 Prozent
- Vermehrte Zufuhr von Sojaprotein: 3–5 Prozent
- Vermehrter Konsum von Nüssen: 2–19 Prozent
- Vermehrte Zufuhr von Ballaststoffen (›15 g/Tag): 3–5 Prozent

Lebensmittel und Wirkstoffe mit ungesichertem Effekt

Es gibt neben den (wissenschaftlich nachweislich) bewährten Wirkstoffen und Lebensmitteln aber auch solche, denen eine cholesterinsenkende oder das Fettstoffwechselprofil günstig beeinflussende Wirkung nachgesagt wird, obwohl nur unsichere und für den therapeutischen Einsatz nicht ausreichend gesicherte Daten vorliegen.

Auch wenn Patienten mit Fettstoffwechselstörungen gerne und oft auf diese Produkte zugreifen: Die erhoffte günstige Stoffwechselumstellung ist zweifelhaft und für Arzt und Betroffene nicht kontrollierbar. Die wenigsten Anticholesterinmittel halten, was sie so vollmundig versprechen. Als Ersatz für geprüfte Medikamente sind sie nicht geeignet. In manchen Fällen besteht sogar die Gefahr einer Gesundheitsschädigung, da sie mitunter unerwünschte Zusatzstoffe oder Verunreinigungen enthalten.
Leider lässt sich anders als bei chemisch definierten Medikamenten die Wirkung von pflanzlichen Heilmitteln nur schwer für eine kontrollierte Maßnahme anwenden – in diesem Fall zur Senkung von Blutfetten bei einer diagnostizierten und therapiebedürftigen Fettstoffwechselstörung.

Artischocke

Wie der Knoblauch ▸ **siehe Seite 49** gehört auch die Artischocke aufgrund ihres hohen Gehalts an sekundären Pflanzenstoffen zu den besonders gesunden Lebensmitteln; dementsprechend häufig sollte sie auf dem Speiseplan stehen. Im Handel werden aber auch Extrakte aus den Blättern mit dem Prädikat »Cholesterin senkend« beworben und angeboten – dabei liegen keinerlei Studien zum Gesundheitswert oder zur kontrollierten Cholesterinsenkung von Artischocken vor. Experimentelle Untersuchungen an Leberzellen von Ratten zeigen zwar für die Wirkstoffe der Artischockenblätter eine reduzierte Cholesterinsynthese. Dieser Befund allein lässt sich allerdings nicht ohne Weiteres auf den Verzehr sowie den menschlichen Stoffwechsel übertragen.

Chicorée

Chicorée ist als Salat- und Grünpflanze ebenfalls reich an sekundären Pflanzenstoffen. Zudem enthält er Bitterstoffe, welche die Verdauung fördern und den Gallenstoffwechsel anregen. Somit besteht tatsächlich ein Bezug zwischen dem Verzehr und der vermehrten Ausscheidung von Gallensäuren (und dem darin enthaltenen Cholesterin). Eine kontrollierte Cholesterinsenkung ist allein mit dem vermehrten Verzehr der Pflanze allerdings nicht möglich.

Fettbinder (Chitosan)

Chitosan, eine Glycoproteinfaser aus dem Chitinpanzer von Schalentieren wie Hummer, Krebsen, Garnelen und Krabben, ist zu Pulver zermahlen in Kapselform sowie als Pressling im Handel erhältlich. Als natürlich vorkommende Substanz zählt es zu den Lebensmitteln beziehungsweise Nahrungsergänzungen. Laut unterschiedlicher Herstellerangaben bindet 1 Gramm Chitosan 6 bis 10 Gramm Fett. Theoretisch könnten Sie so entsprechend der empfohlenen Tagesdosis von bis zu vier Kapseln à 0,5 Gramm etwa 20 Gramm Fett beziehungsweise rund 200 Fettkalorien aus der Nahrung »abziehen«;

die Chitosan-Fett-Mischung würde dann unverdaut ausgeschieden. Leider liegen jedoch keine ausreichend kontrollierten Studien zur Fettbilanz vor. Zudem weiß man, dass die im Labor und im Reagenzglas aufgezeigte Fettbindung ihre Wirkung im menschlichen Darm nur teilweise erreicht. Ohne eine damit einhergehende Veränderung des Ernährungsverhaltens ist deshalb kaum mit einer dauerhaften Gewichtsreduktion zu rechnen. Zur gezielten Senkung erhöhter (LDL-)Cholesterinwerte sind Fettbinder nicht geeignet.

Gewürze und Kräuter

Leber und Darm stehen bei der Bekämpfung von erhöhten Cholesterinwerten im Mittelpunkt der möglichen Therapieansätze. Daher liegt es nahe, dass Gewürze und Kräuter, die seit jeher zu Heilzwecken und zur geschmacklichen Aufbereitung von Speisen benutzt werden, über diese Organe einen positiven Einfluss auf den Cholesterinstoffwechsel haben könnten. Doch wenngleich man von einer möglichen Wirkung ätherischer Öle auf den Leberstoffwechsel ausgehen kann: Gewürze oder Kräuter, die eine spezifische Wirkung auf die Cholesterinsynthese haben, sind bis heute leider nicht bekannt. Gleichwohl können manche Kräuter und Gewürze grundsätzlich zur Cholesterinsenkung beitragen: Sie regen sowohl die Gallensekretion als auch die Entleerung der Gallenblase an und begünstigen damit die Ausscheidung von Cholesterin über den Darm. Sie beschleunigen die Darmpassage des Stuhls und beeinflussen somit auch die Verweildauer und Rückresorption von Cholesterin günstig.

Zu den verdauungsfördernden Gewürzen und Kräutern zählen: Chili, Fenchel, Ingwer, Koriander, Kümmel, Kurkuma (Gelbwurz; Hauptbestandteil von Curry), Majoran, Muskat, Salbei, Thymian, Wermut und Zimt. Sie alle verleihen Speisen nicht nur einen gewissen kulinarischen Pfiff, sondern haben auch eine gesundheitsfördernde, allerdings unspezifische Wirkung. Eine kontrollierte, also dosisabhängige Wirkung auf den Cholesterinspiegel kann man ihnen leider nicht zusprechen. Zudem sollte man sie abwechselnd und stets nur in geringen Dosen verwenden.

Grapefruit

Die herb-bittere Zitrusfrucht wird immer wieder als Cholesterinsenker empfohlen – sei es als ganze Frucht, als Saft oder als Wirkstoff in Nahrungsergänzungsmitteln. Unabhängig von der Darreichungsform schreibt man die positive Wirkung auf den Fettstoffwechsel dem Grapefruitpektin zu. Allerdings sind die Daten hierzu dürftig und lassen vermuten, dass nicht eine fruchtspezifische, sondern nur eine allgemein nachzuweisende cholesterinsenkende Wirkung vorliegt (diese gilt auch für alle anderen Pektine, beispielsweise für Apfelpektin).

INFO

GRAPEFRUITSAFT: MÖGLICHES GESUNDHEITLICHES RISIKO?

Was jedoch interessant ist: Grapefruitsaft verändert bei gleichzeitigem Verzehr von Statinen ▸ **siehe Seite 17** deren Stoffwechsel in Darm und Leber so, dass die Medikamente stärker wirken. Doch auch dieser Effekt darf nicht mit einer fruchtspezifischen Wirkung verwechselt werden, die zur kontrollierten Senkung erhöhter Cholesterinwerte verwendet werden kann. Vielmehr ist es so, dass Inhaltsstoffe der Grapefruit, sogenannte Furanocumarine, das Enzym unserer »Entgiftungszentrale« in der Leber (Cytochrom P450) hemmen und so den Abbau von Statinen – aber auch anderer Medikamente – hemmen. Über diesen Mechanismus können sich für Medikamente, die in ihrem Abbau vom Cytochrom P450 abhängig sind, Blutspiegel aufbauen, die schwerwiegende, zum Teil sogar lebensgefährliche Nebenwirkungen mit sich bringen.

Knoblauch

Immer wieder hört man, dass der Verzehr von 4 Gramm Frischknoblauch pro Tag – diese Menge entspricht etwa einer normal großen Knoblauchzehe – den Cholesterinspiegel um 5 bis 10 Prozent senken soll. Tatsächlich gehört Knoblauch wegen seiner vielfachen bioaktiven Wirkung zweifelsfrei zu den gesunden Nahrungsmitteln. Ob er aber tatsächlich das Cholesterin senken kann, ist nach neueren Erkenntnissen allerdings fraglich: Kontrollierte Studien mit zufällig ausgesuchten Patienten konnten diese Wirkung nicht bestätigen. Nach derzeitigem Wissensstand gibt es zudem keine Daten darüber, dass Kapselpräparate wirksamer wären als frischer Knoblauch.

Mispeln

Die Früchte des vor allem in Südeuropa heimischen Mispelbaums sind reich an sekundären Pflanzenstoffen – allem voran an Pektin. Sie eignen sich daher als Naturheilmittel bei entzündlichen Darmerkrankungen und auch zur Cholesterinsenkung. Schließlich führen Sie Ihrem Körper schon mit drei bis vier der leuchtend orangefarbenen Früchte circa 15 Gramm des für die Cholesterinsenkung verantwortlichen Pektins zu. Wie bei anderen Obst- und Gemüsesorten mit hohem Pektinanteil ist diese Wirkung jedoch nicht spezifisch, sondern nur auf die Eigenschaft des Pektins und die damit veränderte Cholesterinbilanz im Darm zurückzuführen ▸ **siehe Seite 43**. Die bei uns weitgehend unbekannten Mispeln sind reich an Kalium und Vitamin A – und wirken überdies harntreibend. Zum Verzehr muss die dünne, aber raue Haut mit einem Messer abgezogen und die großen Kerne entfernt werden.

Policosanol

Policosanol ist eine aus Zuckerrohr gewonnene und von der kubanischen Medizinforschung entwickelte Mischsubstanz, die bereits in verschiedenen, vorrangig asiatischen und südamerikanischen Bevölkerungsgruppen auf ihre blutfettsenkende Wirkung untersucht wurde. Danach soll Policosanol den Gesamt- und LDL-Cholesterinspiegel vergleichbar deutlich senken wie Statine ▸ **siehe Seite 17** und zudem eine beachtliche HDL-Cholesterinerhöhung erzielen. Klingt gut, einem internationalen Standard allerdings halten diese Studien nicht stand, da sie sichere Daten zur Toxikologie (Ausschluss von toxischen Nebenwirkungen) sowie die für Medikamente geforderten Ergebnisse einer Dosis-Wirkung-Beziehung vermissen lassen. Trotzdem wird die Substanz im Internet wie ein Medikament angeboten und als ebenso wirksamer wie bewährter Lipidsenker vermarktet. Dabei ist sie als Ersatz für geprüfte, in Deutschland zugelassene Medikamente nicht geeignet. Vielmehr wurde der anfängliche Versuch, das Mittel in Deutschland als Medikament zuzulassen, gestoppt. Es ist also Vorsicht geboten.

Rotes Reismehl (Red yeast rice)

Das fermentierte und mit Pilzsporen (Monacus purpureus) rot gefärbte Reisprodukt aus China, Taiwan oder Singapur ist in Deutschland nicht als Medikament zugelassen. Dennoch wird die Substanz im Internet als Lipidsenker vermarktet und wie ein Medikament gehandelt.
Aufgrund des Produktionsprozesses und der Inkubation mit dem genannten Pilz enthält der Reis tatsächlich nachweisbare Anteile des in der Natur vorkommenden Statins Mevinolin; seine cholesterinsenkende Wirkung ist daher nachvollziehbar. Anders als herkömmliche Statinmedikamente ist Rotes Reismehl aber hinsichtlich seines Mevinolingehalts nicht standardisiert. Als Ersatz für geprüfte, in Deutschland zugelassene Medikamente ist der Reis, wie auch die aus ihm hergestellten Nahrungsergänzungsmittel, daher nicht geeignet. Wegen möglicher gesundheitsschädigender Nebenwirkungen durch Pflanzenschutzmittel (wie zum Beispiel Pestizide) oder die toxische Wirkung von Pilzbestandteilen muss aus medizinischer Sicht sogar mit aller Dringlichkeit vom Verzehr abgeraten werden.

Die meisten Anticholesterinmittel halten leider nicht, was sie so vollmundig versprechen.

Lebensmittel und Stoffe mit unwirksamem Ansatz

Der Vollständigkeit halber werden im Folgenden noch diejenigen Wirkstoffe und Lebensmittel genannt, denen immer wieder nachgesagt wird, sie könnten das Cholesterin senken oder das Fettstoffwechselprofil günstig beeinflussen – obwohl es dafür überhaupt keinen Anhaltspunkt, geschweige denn Nachweis gibt.

Algenextrakt (Spirulina)

Mit dem Werbespruch »Der natürliche Hungerblocker« werden spirulinahaltige Nahrungsergänzungsmittel mit unterschiedlicher Zusammensetzung vor allem über das Internet angeboten. Die grün gefärbten Tabletten sollen den Hunger unterdrücken und den Cholesterinspiegel senken. Zu beiden Aussagen liegen keine gesicherten und kontrollierten Daten vor. Die Gefahr von toxischen und allergischen Nebenwirkungen dagegen kann nicht ausgeschlossen werden. Insbesondere wenn Ihnen ein blutverdünnendes Mittel verschrieben worden ist, sollten Sie keine Spirulinaextrakte einnehmen. Das enthaltene Vitamin K kann die Wirksamkeit des Medikaments herabsetzen.

Apfelessig

Wie Pu-Erh-Tee ▸ **siehe Seite 53** wird auch Apfelessig zur Fettverbrennung gelobt und für entsprechende Kuren empfohlen. Da man während so einer Kur zwangsläufig auch das Ernährungsverhalten drastisch umstellen muss und auf »schädliche« Lebensmittel verzichtet, ist es durchaus möglich, dass sich der Stoffwechsel umstellt und das Gewicht sinkt. Dies hat allerdings rein gar nichts mit einer spezifischen Wirkung des Apfelessigs zu tun.

Avocado

Avocados sind zwar reich an ungesättigten Fettsäuren. Es ist jedoch nicht bekannt, dass sie eine fruchtspezifische Substanz mit cholesterinsenkender Wirkung enthalten. Zur kontrollierten Cholesterinsenkung eignen sich die Früchte daher nicht.

Blütenpollen

Blütenpollen und Produkte mit Gelee Royal (Futtersaft, mit dem Honigbienen ihre Königin aufziehen) sind in Deutschland als Nahrungsergänzungsprodukte im Handel – und immer wieder wird ihnen eine allgemein gesundheitsfördernde Wirkung nachgesagt. Der Cholesterinspiegel jedoch lässt sich mithilfe solche Produkte nicht senken.

Enzyme (Papain, Bromelain, Lysozym und andere)

Aus Teilen von Ananas, Kiwi und Papaya gewonnene Extrakte sollen die Fettverdauung im Darm durch die körpereigenen Enzyme unterbinden und zudem den Fettumsatz im Stoffwechsel anregen. In der Regel jedoch werden die mit der Nahrung zugeführten Enzyme bereits im Magen zerstört (denaturiert) und verlieren daraufhin ihre »Stoffwechselkräfte«. Eine Wirkung auf Fettverbrennung, Fettstoffwechsel oder Gewicht ist nicht zu erwarten.

Kombucha

Kombucha ist ein Gärgetränk, das durch die Fermentierung von gesüßtem, meist grünem Tee hergestellt wird. Man sagt ihm immer wieder eine gesundheitsfördernde und cholesterinsenkende Wirkung nach; beide Thesen sind jedoch wissenschaftlich nicht belegt und daher nicht haltbar. Als fermentiertes Lebensmittel hat Kombucha aber wahrscheinlich probiotische Eigenschaften und somit eine positive Wirkung auf die Darmflora und Verdauung.

Konjugierte Linolsäuren

Die konjugierten Linolsäuren (CLA) stellen eine Gruppe mehrfach ungesättigter Fettsäuren dar. Nach kritischer Sichtung der vorliegenden Daten zu Wirkung und Nebenwirkungen von CLA kam die Deutsche Gesellschaft für Ernährung zu dem Schluss, dass im Hinblick auf eine Verringerung des Körperfettgehalts oder eine Gewichtsreduktion keine ausreichende Beweislage für die Wirksamkeit einer Supplementierung besteht. Im Gegenteil: Einige Studien zeigen sogar ungünstige Effekte auf das Cholesterinprofil. Zudem können bei anhaltender Supplementierung von konjugierten Linolsäuren klinisch relevante Nebenwirkungen nicht ausgeschlossen werden, wie zum Beispiel eine Leberverfettung, die Ausbildung einer Insulinresistenz und vermehrter Stress durch freie Radikale.

L-Carnitin

Zweifellos spielt L-Carnitin – eine natürliche vitaminähnliche Substanz – eine Rolle im Energiehaushalt, weil es unmittelbar am Fettstoffwechsel beteiligt ist. Dennoch erscheint eine Anreicherung von Lebensmitteln mit Carnitin zur Optimierung der Fettverbrennung und Verbesserung der Körperkomposition unsinnig. Selbst eine Supplementierung von 3 Gramm Carnitin pro Tag – ein Mehrfaches des normalen Tagesbedarfs – kann die Körperfettmasse nicht verändern, führt aber oft zu Erbrechen und Durchfall. Außerdem verliert der Körper mehr Flüssigkeit als normal, da L-Carnitin die Schweißproduktion stimuliert.

Lakritz

Seine medizinische Bedeutung verdankt das Süßholz vor allem seiner seit Langem bekannten Wirkung als Mittel gegen Husten, Verstopfung und virusbedingte Schleimhautinfektionen sowie zur Wundheilung. Zudem enthält die Pflanze Phytoöstrogene (sekundäre Pflanzenstoffe mit östrogenähnlicher Struktur), die in den Haushalt der Steroidhormone eingreifen. Abgesehen davon soll Lakritz angeblich auch die Cholesterinausscheidung beeinflussen, indem es auf die Gallenzusammensetzung wirkt. Einen nachweisbaren Effekt, dass dadurch der Cholesterinspiegel tatsächlich sinkt, gibt es jedoch nicht.

Maitakepilz

Die Wurzelgeflechte (Myzel) verschiedener Heilpilze kommen in Deutschland meist in Pulverform als Nahrungsergänzungsprodukte in den Handel oder werden im Internet, nachweislich auch über Briefkastenadressen, angeboten – unter anderem mit dem Versprechen, erhöhte Cholesterinwerte zu senken. Doch Vorsicht: In der Regel sind die Produkte und ihre Inhaltsstoffe nicht auf ihre Tauglichkeit als Lebensmittel geprüft. Sie können zudem gesundheitsschädliche Verunreinigungen sowie Rückstände von Pestiziden aufweisen. Nicht zuletzt wurden bei Daueranwendung Nebenwirkungen wie Euphorie, Schlaflosigkeit, Nervosität, Bluthochdruck und Leberschäden beobachtet. Von der Einnahme wird daher aus medizinischer Sicht dringend abgeraten.

MCT-Fette

Mittelkettige Triglyzeride (MCT-Fette) sind Fette mit Fettsäuren mittlerer Kettenlänge, die sich aufgrund ihrer physikochemischen Eigenschaften im Organismus anders verhalten als die üblichen langkettigen Nahrungsfette. Sie werden vom Darm unabhängig von Gallensäuren und fettspaltenden Enzymen aufgenommen und brauchen nicht über die Lymphe transportiert zu werden. So kommen sie auf direktem Wege zur Leber, wo sie als Energiequelle genutzt werden. Sie haben zwar im Vergleich zu den üblichen Fetten einen um rund 10 Prozent niedrigeren Kaloriengehalt, führen aber bei dauerhaftem Einsatz zu Nebenwirkungen wie Völlegefühl, Sodbrennen, Erbrechen und Durchfall.
Nach Angaben der Deutschen Gesellschaft für Ernährung sind MCT-Fette nicht zur dauerhaften Gewichtsreduktion geeignet. Auch gibt es keinerlei Hinweise darauf, dass MCT-Fette das »schlechte« LDL-Cholesterin senken. Vielmehr beschreiben einige Studien sogar negative Effekte auf die Blutfette mit Erhöhungen des LDL-Cholesterins und der Triglyzeride.

Pu-Erh-Tee

Pu-Erh wird ebenso wie andere Teesorten (Mate, Lapacho und grüner Tee) in regelmäßigen Abständen als wahrer Fatburner ausgelobt. Die fettverbrennende Wirkung soll zum einen über Inhaltsstoffe wie Koffein ausgehen, welches das sympathische Nervensystem aktiviert und so körpereigene Fette freisetzt. Zum anderen sollen die im Tee enthaltenen Antioxidanzien überflüssige Körperpfunde zum Schmelzen bringen. Entsprechende Aussagen sind wissenschaftlich jedoch nicht haltbar.

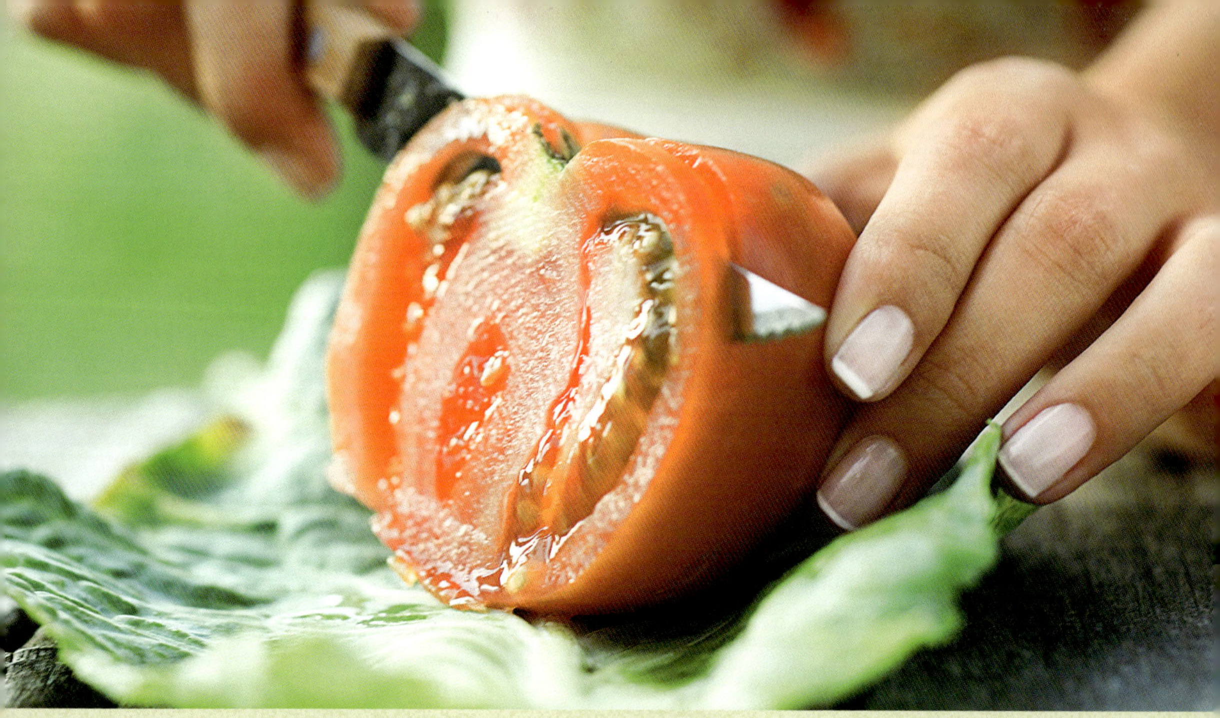

CHOLESTERINCLEVER KOCHEN UND GENIESSEN

Häufig essen wir zu kalorienreich, zu ballaststoffarm und vor allem eines: zu fetthaltig. In den täglichen Naschereien, in Fast Food, Käse und Wurst, in Croissants und Co. stecken ungesunde Fette. Diese treiben den Cholesterinspiegel nicht nur kurzfristig in die Höhe, sondern stören unter Umständen langfristig den Fettstoffwechsel – und gefährden damit die Gesundheit. Zeit also, daran etwas zu ändern. Das gilt besonders dann, wenn bei Ihrer Mutter oder Ihrem Vater eine Fettstoffwechselstörung bekannt ist, denn dann haben Sie eine Veranlagung dafür geerbt. Fettgesünder ernähren sollten Sie sich vor allem aber auch, wenn Ihr Arzt bei Ihnen diese Diagnose gestellt hat. Schieben Sie es nicht auf die lange Bank, sondern starten Sie jetzt. Hier erfahren Sie, worauf es beim Kochen ankommt, wenn Sie sich cholesterinbewusst ernähren wollen.

Auf Genuss nicht verzichten

»Fettbewusster und gesünder essen« heißt also die Devise, wenn es darum geht, die Cholesterinwerte zu senken. Doch keine Angst. Das bedeutet nicht, dass Sie von nun an auf Genuss verzichten müssen, dass »Schmalhans Küchenmeister« Ihre Ernährung bestimmt. Sicher, Fette sind Geschmacksträger. Sie machen Kartoffelgratin, Spaghetti carbonara und Sahneeis so unwiderstehlich. Doch auch mit weniger und vor allem gesunden Fetten lässt sich in der Küche Köstliches zubereiten und der Speiseplan abwechslungsreich gestalten – sogar Menüs für Gäste werden zu einem vollen Erfolg. Das Beste dabei aber ist: Mit der richtigen Ernährung pendelt sich nicht nur Ihr Cholesterinspiegel in einem guten Bereich ein – Sie tun damit gleichzeitig auch noch etwas für Ihre schlanke Linie.

Fettbewusste Küche – so geht's

Täglich sollten nicht mehr als 60 Gramm Fett auf Ihrem Teller landen, sofern Sie eine Frau sind; bei Männern dürfen es 20 bis 30 Gramm mehr sein. Wollen Sie gesund und damit fettbewusst, mitunter auch fettarm kochen beziehungsweise essen, müssen Sie jedoch auf den Geschmack nicht verzichten. Hier helfen einige Tipps und Hinweise zum Einkauf sowie zur Zubereitung.

Was soll jetzt in den Einkaufswagen?

Weniger Fett heißt vor allem wenig gesättigte Fettsäuren und Transfette. Eine der einfachen Übungen ist es sicher, Fette wie Margarine und Butter bewusst zu dosieren und sichtbares Fett an Fleisch und Aufschnitt zu meiden. Schwieriger wird es jedoch mit den Fetten, die sich in Lebensmitteln »verstecken«, beispielsweise in Fertiggerichten und Saucen, in Fleisch, Wurstwaren, Käse, Milch und Milchprodukten, Eiern, Gebäck und Süßigkeiten. Deshalb heißt es nun also »Augen auf« beim Einkaufen.
Bisher ist sicherlich immer wieder einmal (oder auch des Öfteren) die fetthaltige Variante von Lebensmitteln in Ihrem Einkaufswagen gelandet. Doch mit dem richtigen Know-how können Sie bereits hier problemlos die gesündere Wahl treffen. Diese Le-

TIPP

SO VERLIEREN SIE PFUNDE

Sie wollen nicht nur gesund in puncto Cholesterinspiegel leben, sondern gleichzeitig auch gezielt abnehmen? Dann sollte Ihr »Tageslimit« an Nahrungsfett als Frau nicht mehr als circa 50 Gramm betragen. Männer sollten in diesem Fall maximal ungefähr 70 Gramm Fett am Tag essen.

bensmittel sind jetzt für Ihre neue »Küche« genau die richtigen:

- Käsesorten mit einem Fettgehalt von unter 30 bis 40 Prozent i. Tr. oder 15 bis 20 Prozent absolut; das heißt alle Sorten zwischen Magerstufe und Dreiviertelfettstufe.
- Milch und Milchprodukte (wie Joghurt) mit einem Fettgehalt von 1,5 bis 1,8 Prozent sowie Magerquark.
- Wurstsorten mit einem Fettgehalt von unter 10 bis 15 Gramm pro 100 Gramm gelten als fettarm. Schinken und Putenschinken fallen zum Beispiel in diese Kategorie. Aber auch Aspiksorten und Geflügelaufschnitt gehören dazu.
- Fettarme Fleischsorten wie Hähnchen und Pute ohne Haut, Kalbfleisch, Rindfleisch, Rinderhackfleisch oder Tartar, Schweinefleisch wie Filet oder Schnitzelfleisch, Lamm und Wild. Wichtig ist, darauf zu achten, dass das Fleisch nicht von Fettfasern durchzogen ist. Und je grober die Struktur des Fleisches ist, umso fettärmer ist es. Generell ist es ratsam, die Zufuhr von tierischen Fetten einzuschränken. Mehr als zwei bis drei Fleischmahlzeiten pro Woche sollten Sie nicht einplanen.
- Wie wertvoll Fisch ist, wurde bereits beschrieben. Alle Seefische, aber auch Forelle sind daher für die cholesterinarme Ernährung geeignet. Aufgrund ihres Gehalts an Omega-3-Fettsäuren lautet die Empfehlung: Verzehren Sie zwei Fischmahlzeiten pro Woche.
- Bei Streichfetten sollten Sie Pflanzenfette bevorzugen. Wenn Sie Butter verwenden, dann sollten Sie dies sparsam tun und genießen. Es kommt wie so oft vor allem auf die Menge an.
- Fertiggerichte sind häufig sehr fettreich und enthalten zudem meist Transfettsäuren. Kochen Sie deshalb möglichst selbst und verwenden Sie frische Zutaten.
- Nudeln aus Hartweizengrieß ohne Ei oder Vollkornnudeln, Naturreis, parboiled Reis, Kartoffeln, Hülsenfrüchte, Grünkern und Couscous sind ideale Beilagen.
- Mehl ist gesund und sehr wertvoll, wenn die Mehltype – der Ausmahlungsgrad – hoch ist. Hierbei handelt es sich um die Zahl auf der Tüte. Je höher diese ist, desto dunkler und nährstoffreicher ist das Mehl.

SO VIEL FETT STECKT TATSÄCHLICH IN PRODUKTEN DRIN

Fett i. Tr. – diese Abkürzung steht bei Käse für »Fett in Trockenmasse« und gibt Aufschluss darüber, wie viel Fett in dem Produkt enthalten ist, wenn das Wasser komplett entzogen wurde. Den tatsächlichen (absoluten) Fettgehalt können Sie in etwa ermitteln, wenn Sie die Angabe Fett i. Tr. durch zwei teilen. Ein Beispiel: Ein Camembert mit 50 Prozent Fett i. Tr. hat einen absoluten Fettgehalt von rund 25 Prozent. Ein fettarmer Käse hingegen liegt bei 30 bis 40 Prozent Fett i. Tr., was einem absoluten Fettgehalt von etwa 15 bis 20 Prozent entspricht.

IMMER DAS RICHTIGE ÖL

Flüssige Pflanzenöle spielen, im Gegensatz zu festen Fetten, bei der gesunden Ernährung eine wichtige Rolle. Doch Öl ist nicht gleich Öl.

Entscheidend für die gesundheitliche Wirkung eines Öls (und für den Verwendungszweck in der Küche) ist, ob es kalt gepresst oder raffiniert ist.

KALT GEPRESSTE ÖLE

Wie die Bezeichnung es bereits verrät, werden kalt gepresste oder native Öle ohne Wärmeeinwirkung und ohne den Zusatz von chemischen Stoffen aus ölhaltigen Samen und Früchten hergestellt. Sie sind also weitgehend naturbelassen und zeichnen sich durch ihren typischen Geruch und Geschmack aus. Außerdem enthalten sie mehr Vitamin A und E als raffinierte Öle – und sind daher gesünder. Die geringe Ergiebigkeit der Kaltpressung ist jedoch der Grund für den teilweise sehr hohen Preis nativer Öle. Kalt gepresste Öle haben einen niedrigen Rauchpunkt und sollten daher nur für die kalte Küche verwendet werden, etwa für Salate und Aufstriche. Besonders wertvoll sind aufgrund ihres Gehalts an Omega-3-Fettsäuren Lein- und Walnussöl. Ebenfalls vielfältig einsetzbar sind Haselnuss-, Oliven-, Raps-, Sesam- und Sojaöl.

RAFFINIERTE ÖLE

Im Gegensatz zu den kalt gepressten Ölen werden raffinierte Öle immer unter Hitzeeinwirkung hergestellt – und somit industriell behandelt. Raffinierte Öle sind relativ geruchs- und geschmacksneutral und meist farblos. Sie sind hitzestabil und haltbarer als kalt gepresste Öle. Da ihr Rauchpunkt bei über 200 Grad liegt, sind diese Öle zum Braten, Grillen, Dünsten und Backen geeignet. Für die cholesterinfreundliche Küche empfiehlt sich beim Braten raffiniertes Rapsöl, weil es geschmacksneutral ist und einen Anteil an Omega-3-Fettsäuren aufweisen kann.

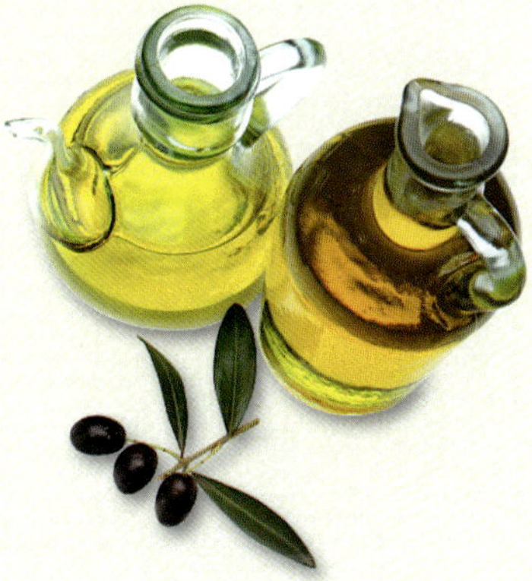

Auf Verpackungen ist oftmals aber auch die »Fettgehaltsstufe« genannt. Diese entspricht folgendem Fett in Trockenmasse:

- Doppelrahmfettstufe: mind. 60–85 Prozent
- Rahmfettstufe: mind. 50 Prozent
- Vollfettstufe: mind. 40 Prozent
- Dreiviertelfettstufe: mind. 30 Prozent
- Halbfettstufe: mind. 20 Prozent
- Viertelfettstufe: mind. 10 Prozent
- Magerstufe: unter 10 Prozent

Wer fettreduziert essen will, sollte diese Angaben stets auf der Verpackung suchen. Lesen Sie die Etiketten auf Nahrungsmitteln aufmerksam. Denn Inhaltsstoffe sind nach ihrem mengenmäßigen Vorhandensein sortiert. Je mehr davon enthalten ist, desto weiter vorne ist ein Inhaltsstoff auf der Zutatenliste genannt.

Fettarme Zubereitungsmethoden

Mit den richtigen Zutaten und Küchentipps fällt es leicht, die Blutfette auf einem gesunden Level zu halten. Dass es auch noch toll schmeckt, dafür sorgen verschiedene Garmethoden. Ganz ohne Öl kommen Sie dabei zwar auch nicht immer aus – aber das müssen Sie auch gar nicht. Schließlich kommt es vor allem auf die Qualität der verwendeten Öle an ▸ **siehe Seite 57**.

Dünsten

Beim Dünsten wird das Gargut in wenig Flüssigkeit oder im eigenen Saft gegart – eine Methode, die sich für die Zubereitung von zartem Fleisch, Fisch und Gemüse eignet. Dünsten ist nährstoffschonend und hebt den Eigengeschmack heraus.

So geht's: Die Lebensmittel in einen Topf oder eine Pfanne geben, eventuell etwas Flüssigkeit angießen (Wasser, Fond oder Brühe), den Deckel aufsetzen und das Gargut bei circa 100 Grad auf dem Herd oder im Ofen bissfest dünsten. Der Sud am Boden und der aufsteigende Dampf sorgen dafür, dass das Ergebnis schön saftig ist.

- Fleisch und Geflügel: Zunächst ganz kurz in einem Teelöffel Öl anschwitzen, ohne es dabei zu bräunen. Anschließend auf einem Gemüsebett in etwas Geflügel- oder Kalbsfond fertig dünsten.
- Fisch: Direkt in der Garflüssigkeit oder auf einem Gemüsebett dünsten.
- Gemüse: Wasserreiche Sorten (wie Pilze) ohne Flüssigkeit, alle anderen in ein paar Löffeln Brühe oder Wasser andünsten. Kurz vor dem Servieren einen Teelöffel kalt gepresstes Öl darüberträufeln, damit der Körper die fettlöslichen Vitamine aufnehmen kann.

Küchentipp: Verwenden Sie die Flüssigkeit immer mit (etwa als Grundlage für eine Sauce). Sie ist sehr aromatisch und enthält viele der ausgetretenen gesunden Nährstoffe. Noch schonender ist die Methode, wenn Sie Fleisch, Fisch oder Gemüse in einem Sieb über die Flüssigkeit hängen und nur im Dampf garen.

Schmoren

Die Kombination aus Braten und Dünsten eignet sich vor allem für Fleisch mit festem Bindegewebe, aber auch für manche Fisch- und Gemüsegerichte. Die Speisen haben ein sehr intensives Aroma, sind zart und sehr saftig. Schmackhafter »Nebeneffekt«: Der Schmorsaft dient gleich als Sauce.

So geht's: Das Gargut in einer beschichteten Pfanne oder einem beschichteten Topf rundum scharf in etwas raffiniertem Öl anbraten. Anschließend so viel gewürzte Flüssigkeit zugeben (Brühe oder Fond), dass der Boden des Topfs beziehungsweise der Pfanne gut bedeckt ist. Nun auf niedriger Temperatur (circa 100 Grad) weiterdünsten – entweder auf dem Herd oder im Backofen. Dabei regelmäßig immer wieder so viel von der verwendeten Flüssigkeit angießen, dass der Boden der Form bedeckt bleibt.

- Fleisch und Geflügel: Teile mit festem Bindegewebe (zum Beispiel Nacken, Rücken, Schulter, Haxe); im Ganzen oder gewürfelt als Gulasch.
- Fisch: Nur sehr festfleischige Arten sind überhaupt zum Schmoren geeignet, wie zum Beispiel Barsch, Steinbeißer oder Stockfisch – und auch diese nur in relativ großen Stücken.
- Gemüse: Für deftige Arten und Hausmannskost, wie zum Beispiel Krautwickel oder Schmorgurken.

NIEDRIGTEMPERATURGAREN

Ideale Garzeiten

Gargut	Anbraten	Garen	Kerntemperatur
Hähnchenbrust	2 Minuten/Seite	45 Minuten	70 °C
Kalbskotelett	2 Minuten/Seite	45 Minuten	60 °C
Lammkeule 1,5 kg	8–10 Minuten	5,5–6 Stunden	60 °C
Putenbraten 1,5–2 kg	8 Minuten	5 Stunden	70 °C
Schweinefilet 1,5 kg	6–7 Minuten	1,5 Stunden	65 °C
Schweinelende	10 Minuten	2,5–3 Stunden	65 °C
Rindersteak (med.)	2 Minuten/Seite	30 Minuten	55 °C
Roastbeef 1,5 kg	8 Minuten	2,5–3 Stunden	50–60 °C
Fisch (Filet)	1 Minute/Seite	15 Minuten	70–80 °C
Fisch (in Folie)	–	35 Minuten	70–80 °C

Küchentipp: Ganz ohne Fett können Sie im Römertopf schmoren. Das Tongefäß dazu 30 bis 60 Minuten wässern. Das Schmorgut hineingeben, Deckel auflegen und den Topf in den kalten Ofen schieben. Beim Garen gibt dieser das gespeicherte Wasser gleichmäßig wieder ab, sodass nichts anbrennen kann.

Niedrigtemperaturgaren

Dank dieser Methode kommt Fleisch zart und rosa auf den Tisch. Wenn Sie den Ofen nach Ende der Garzeit auf 60 Grad herunterkühlen (Ofentür kurz öffnen), können Sie das Fleisch gut warm halten.

So geht's: In einer beschichteten Pfanne bei starker Hitze in einem Teelöffel raffiniertem Öl kurz anbraten. Dann in einer vorgeheizten Form ohne Deckel und Flüssigkeit bei 80 Grad im Ofen garen ▸ **siehe Seite 59**.

- Fleisch und Geflügel: Für alle Teile geeignet. Um zu kontrollieren, dass das Fleisch durch ist, prüfen Sie am Ende der Garzeit mit dem Bratenthermometer an der dicksten Stelle, ob die Kerntemperatur erreicht ist (nicht bis zum Knochen stechen).
- Fisch: Festfleischige Arten wie Thunfisch, Schwertfisch und Seeteufel oder ganze Fische in Folie. Wichtig: Bei 100 Grad garen.

Küchentipp: Da die meisten Öfen im niedrigen Bereich zu ungenau sind, sollten Sie mit einem Backofenthermometer kontrollieren, ob die Temperatur stimmt. Fleisch und Fisch müssen zudem Zimmertemperatur haben, wenn sie in den Ofen kommen.

TIPP

SO LÄSST SICH BEIM KOCHEN FETT EINSPAREN

- Diese Zubereitungsarten eignen sich ebenfalls besonders: Dämpfen, Grillen, Garen im Bratschlauch, in der Alufolie oder im Tontopf sowie Kochen im Wok.
- Verwenden Sie beschichtete Pfannen. Dann werden Schnitzel und Co auch mit wenig Bratfett knusprig.
- Wenn Sie eine Suppe oder Sauce bereits am Vortag zubereiten, lässt sich das erkaltete Fett auf der Oberfläche vor dem Aufwärmen abnehmen.
- Zum Binden von Saucen eignen sich mitgegarte Kartoffeln, Zwiebeln, Karotten und Sellerie, wenn Sie diese pürieren. Positiver Nebeneffekt: Die Gemüse geben der Sauce zudem aromatischen »Pfiff«. So können Sie auf Sahne als Geschmacksträger leicht verzichten. Als fettarmer Ersatz von Sahne eignen sich übrigens auch Milch, saure Sahne (10 Prozent Fett) und Kondensmilch (4 Prozent Fett).

MEHR ALS GEDACHT ...

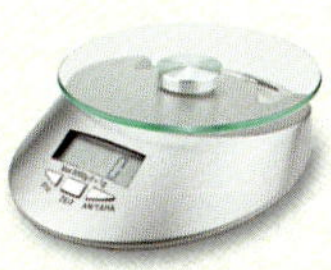

Wir essen heutzutage viel mehr Fett, als uns guttut – und überschreiten so schnell die empfohlene 60-Gramm-Marke pro Tag.

Das folgende Beispiel zeigt, wie schnell die tägliche »Fettmarke« nicht nur erreicht, sondern überschritten ist:

Frühstück: Brötchen mit Butter + 2 dünne Scheiben Salami + 1 Scheibe Gouda
1 Portion Butter = 17 g
2 Scheiben Salami = 6 g
1 Scheibe Gouda = 9 g
gesamt: 32 g Fett

Mittagessen: Kotelett + Gemüse + Kartoffeln
1 Kotelett, unpaniert = 19 g
1 Esslöffel Öl zum Braten = 15 g
1 Portion Butter für das Gemüse = 17 g
gesamt: 51 g

Nachmittag: Kaffee und Marmorkuchen
1 Stück Marmorkuchen = 15 g
20 ml Kaffeesahne = 4 g
gesamt: 19 g

Abendessen: Brot mit Butter + Geflügelwurst + Kräuterquark
1 Portion Butter = 17 g
1 Scheibe Geflügelwurst = 3 g
1 Esslöffel Kräuterquark = 0,1 g
150-g-Becher Naturjoghurt, 1,5 % Fett = 3 g
gesamt: 23,1 g

Gesamt für den Tag: 125,1 g Fettzufuhr

Dieser Wert liegt deutlich über den Zufuhrempfehlungen für den Nährstoff Fett. Da ein Gramm Fett 9,3 Kalorien (kcal) Energie liefert, bedeuten 125 Gramm Fett eine Energiezufuhr von 1163 kcal. Und das sind ja bei Weitem noch nicht alle Kalorien des Tages, schließlich gesellt sich dazu noch die Energiezufuhr über die Nährstoffe Kohlenhydrate und Eiweiß.

VORSICHT BEI NASCHEREIEN

Wer schon mit seinen normalen Mahlzeiten weit über das »Energiebilanz-Ziel« hinausschießt, der tut dies erst recht mit zusätzlichen Snacks und Naschereien. So enthalten beispielsweise 100 Gramm Kartoffelchips rund 40 Gramm Fett, Erdnüsse 50 Gramm und Haselnussschokolade etwa 33 Gramm.

NACH MASS

Halten Sie sich gerade bei den fetthaltigen Zutaten genau an die in den Rezepten angegebenen Mengen. Wenn Sie nach Augenmaß vorgehen, verschätzen Sie sich leicht und belasten dadurch Ihren Cholesterinspiegel unnötig.

Ernährung »light« gemacht

Dass cholesterinbewusste Küche Spaß macht, weil sie schmeckt, sich einfach umsetzen lässt und der Speiseplan vollwertig und ausgewogen ist, das zeigen Ihnen die Rezepte ab Seite 65. Und wenn Sie das erste Mal cholesterinclever gekocht haben, sich nach dem Essen leicht, beschwingt und trotzdem gesättigt fühlen, dann ist klar: Es ist gar nicht schwer, auf einen cholesterinbewussten Kurs in der Küche umzuschwenken. Mithilfe der Anregungen und Ideen im Rezeptteil werden Sie sehen, dass der Einstieg in eine gesündere Ernährungsweise einfach leicht ist.

Lecker und gesund für alle

Eine cholesterinbewusste Ernährungsweise ist übrigens nicht nur für Menschen mit einer Fettstoffwechselstörung geeignet, sondern für jeden, der sich gesund ernähren will. Selbst wenn nur ein Familienmitglied betroffen ist, muss nicht mehr extra gekocht werden. Die ganze Familie kann bei den hier genannten Rezepten mitessen, ohne dabei auf Genuss zu verzichten.

ESSEN AUSSER HAUS

Die gesunden Ernährungsprinzipien lassen sich zudem auch bei der Speisenauswahl in der Kantine oder im Restaurant umsetzen. Auch wenn Sie keinen Einfluss auf die verwendeten Speisefette haben, so können Sie bei Ihrer Menüauswahl auf die darin enthaltenen Ballaststoffe und versteckten Fette achten; und auch die in der Mahlzeit enthaltenen Nährstoffe und deren Verhältnis zueinander können Sie bei Ihrer Wahl berücksichtigen. Denn letztlich bestimmen Sie selbst, ob Sie im Restaurant »Schnitzel mit Pommes frites« wählen, oder ob Sie Fischfilet mit Kartoffeln, Gemüse und einem Schälchen Salat bevorzugen.

Richtig kombinieren

Bei den folgenden Rezepten wurden die bereits beschriebenen natürlich wirksamen Substanzen in die unterschiedlichsten Speisen integriert. So finden Sie zum Beispiel neben den wichtigen Ballaststoffen und verschiedenen gesunden Ölen auch Kakao, Nüsse, Mandeln und vieles mehr. Die Rezepte sind dabei so konzipiert, dass sie nahezu immer alle zwei, manchmal auch alle drei der im Folgenden noch einmal kurz dargestellten Wirkprinzipien des Cholesterinstoffwechsels enthalten. Die dazugehörigen Symbole finden Sie außerdem im Rezeptteil wieder. So sehen Sie auf einen Blick, wie Sie Ihren Speiseplan von nun an cholesterinclever kombinieren können.

Wirkprinzip 1

Günstige Wirkung auf Cholesterinstoffwechsel und Minderung der Cholesterinproduktion. Der Wirkort ist vorrangig die Leber. Dort wird nicht nur das körpereigene Cholesterin produziert, sondern auch überschüssiges Cholesterin aus dem Blut aufgenommen. Das Cholesterin wird zu einem Teil in Lipoproteine eingeschlossen und als VLDL-Partikel in den Blutkreislauf verschickt und zu einem anderen in der Leber eingelagert.

Wirkprinzip 2

Minderung der Cholesterinaufnahme und Rückresorption; Wirkort ist vorrangig der Darm. Mithilfe von Gallensäure werden Cholesterin und andere Nahrungsfette im Dünndarm in feinste Tröpfchen zerlegt, von der Darmschleimhaut aufgenommen und mittels Chylomikronen zur Leber transportiert. Die Resorption, also die Aufnahme des Cholesterins aus unserer Nahrung, liegt bei 100 bis 300 Milligramm pro Tag. Unter schlechten Ernährungsbedingungen kann sie sogar eine Aufnahme von 500 Milligramm täglich erreichen.

Wirkprinzip 3

Günstige Wirkung auf Gallensäurebildung und Cholesterinausscheidung; Wirkorte sind Leber, Galle und Darm. Die Leber bildet mithilfe von Cholesterin Gallensäuren, die über die Gallenblase in den Darm gelangen. Steigt die Gallensäureproduktion, wird vermehrt Cholesterin verbraucht. Ballaststoffe aus der Nahrung binden Gallensäuren und Cholesterin im Darm, sodass dieses ausgeschieden werden kann.

Tipp: Was die anderen Abkürzungen bei den Rezepten bedeuten, können Sie im Serviceteil ▸ **siehe Seite 121** nachschlagen.

Bauen Sie möglichst oft die natürlichen »Cholesterinsenker« in Ihren täglichen Speiseplan ein.

INFO

FETTSTOFFWECHSELGESUND ESSEN

- Schränken Sie Ihre Cholesterinzufuhr über die Nahrung auf unter 300 Milligramm pro Tag ein.
- Halten Sie täglich die Hauptmahlzeiten ein; jeweils mit einem Abstand von rund vier Stunden.
- Verzehren Sie pro Tag fünf Portionen Gemüse und Obst. Günstig sind: dreimal Gemüse und zweimal Obst.
- Überschreiten Sie Ihre gesunde Gesamtfettmenge nicht (maximal 80 beziehungsweise 60 Gramm).

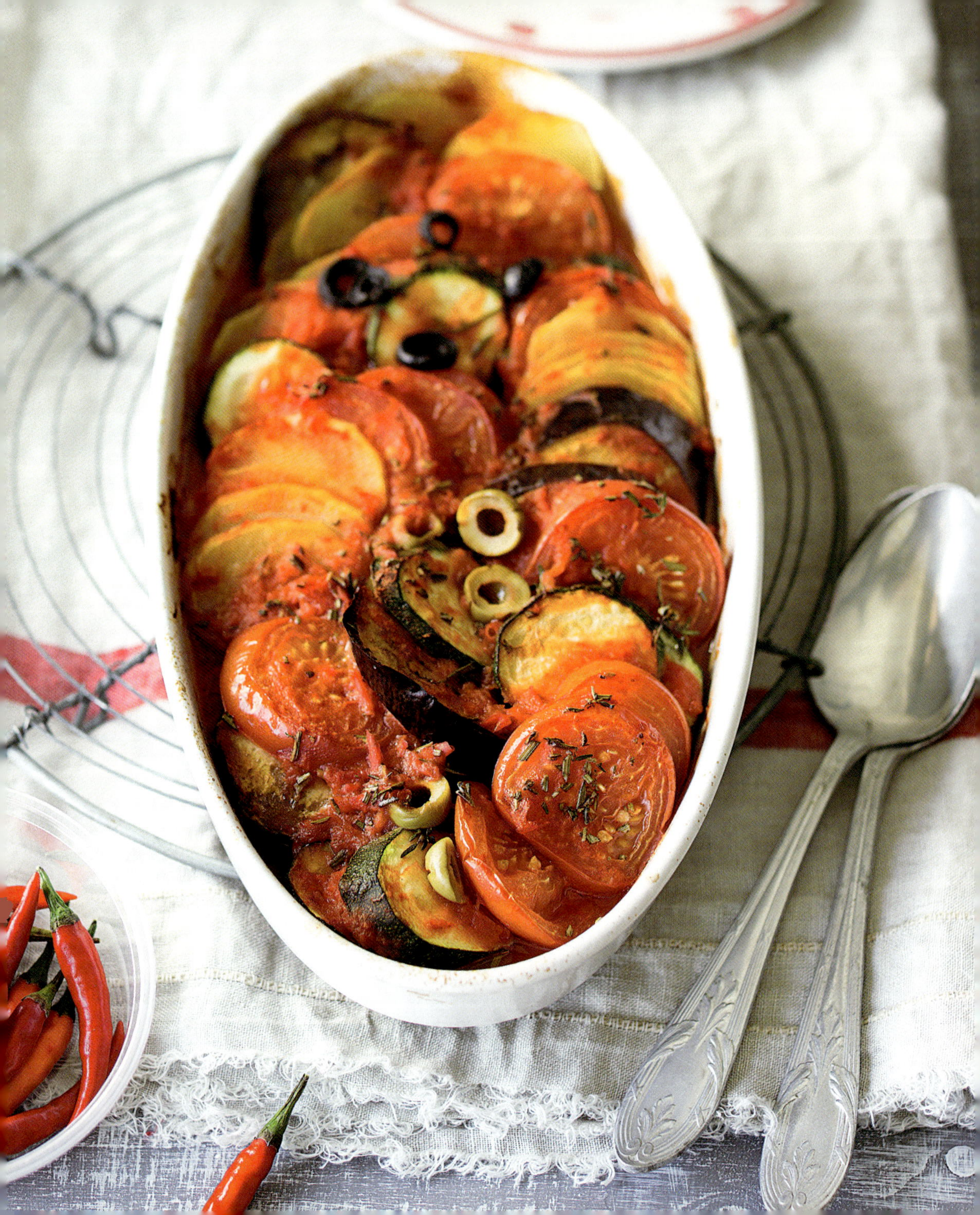

REZEPTE FÜR JEDEN GESCHMACK

CHOLESTERINARM, LECKER UND EINFACH IN DER ZUBEREITUNG – DAS SIND DIE FOLGENDEN REZEPTE. MITHILFE DER ROTEN SYMBOLE KÖNNEN SIE DABEI IHRE MAHLZEITEN BESONDERS FETTGESUND KOMBINIEREN.

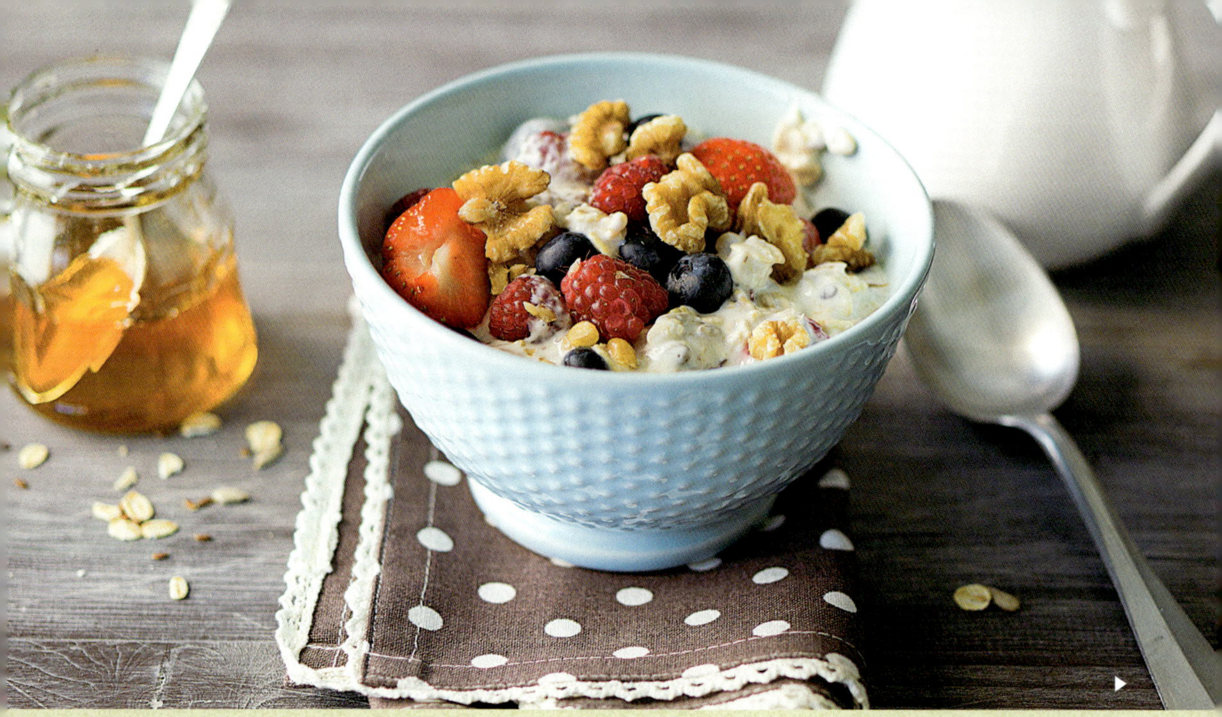

FRÜHSTÜCK

Die erste Mahlzeit des Tages sollte vor allem reichlich Ballaststoffe enthalten. Verzichten Sie daher wie in den folgenden Rezepten möglichst auf Weißmehlprodukte und greifen Sie zur Vollkornvariante eines Lebensmittels, also zum Beispiel Vollkornbrot statt Weißbrot, Vollkornbrötchen statt Kaiserbrötchen oder Vollkornhaferflocken statt Cornflakes. Auch Sojaflocken sind eine tolle Alternative fürs Müsli.

Frisches Obst ist ebenfalls wichtiger Bestandteil eines gesunden Frühstücks – und das nicht nur im Müsli. Wer es herzhafter mag, kombiniert Gemüse beziehungsweise Salat als knackige Zugabe zu den Brot- und Brötchenrezepten. Wenn Sie in dieser Art Ihre eigenen kreativen Rezeptideen zusammenstellen, haben Sie bereits mit dem Frühstück den perfekten Start geschaffen, Ihre Cholesterinwerte zu senken.

POWER-FRÜCHTEMÜSLI

240 g kernige Haferflocken | 20 g Leinsamen (geschrotet) | 20 g Sonnenblumenkerne | 250 ml Milch (1,5 % Fett) | 400 g Joghurt (1,5 % Fett) | 4 TL Honig (ca. 25 g) | 500 g frisches Obst | 40 g Walnüsse (geschält)

Für 4 Portionen
Pro Portion 541 kcal, 18 g E, 17 g F, 77 g KH, 9 g BS, 9 mg Chol

Wirkprinzip: Cholesterinrückresorption und Cholesterinausscheidung

1 Die Haferflocken, Leinsamen und Sonnenblumenkerne in eine große Schüssel geben und mit Milch, Joghurt und Honig vermengen. Anschließend etwa 10 Minuten quellen lassen.

2 In der Zwischenzeit das Obst waschen, putzen und je nach Sorte in mundgerechte Stücke schneiden. 4 EL davon zur Seite legen. Den Rest vorsichtig unter die Flockenmischung heben.

3 Die Walnüsse hacken. Ohne Fett in einer Pfanne rösten, bis sie zu duften beginnen. Etwas abkühlen lassen.

4 Das Power-Früchtemüsli in vier Schälchen verteilen. Das restliche Obst obendrauf geben und alles mit den gerösteten gehackten Walnüssen bestreuen.

VITALDRINK WAKE-UP

1 Banane | 400 ml Fruchtsaft (100 % ohne Zuckerzusatz) | 4 TL Honig | 1 Vanilleschote | 800 g Joghurt (1,5 % Fett) | 4 TL Walnüsse (gemahlen) | 10 EL zarte Vollkornhaferflocken

Für 4 Portionen
Pro Portion 380 kcal, 13 g E, 11 g F, 53 g KH, 3 g BS, 10 mg Chol, 0,7 g Alpha-Linolensäure

Wirkprinzip: Cholesterinrückresorption und Cholesterinausscheidung

1 Die Banane schälen und dann mit dem Fruchtsaft sowie dem Honig pürieren.

2 Die Vanilleschote der Länge nach halbieren, das Mark mit einem Messer herauskratzen und in den Saft geben.

3 Joghurt, Walnüsse und Haferflocken unterrühren. Alles in vier große Gläser füllen – und der Tag kann kommen.

INFO

SCHNELLES FRÜHSTÜCK

Der Vitalstoffdrink ist ideal für »Frühstücksmuffel«. Mit leerem Magen sollten Sie nämlich nicht in den Tag starten, sonst riskieren Sie später Heißhungeranfälle, die sich auch auf die Fettbilanz niederschlagen.

BEERIGER QUARK

500 g Magerquark | 150 g Joghurt (1,5 % Fett) | 50–100 ml Mineralwasser mit Kohlensäure | 2–3 EL Zucker | 1 Vanilleschote | 300 g Beerenmischung (frisch oder TK-Ware)

Für 4 Portionen
Pro Portion: 199 kcal, 19 g E, 1 g F, 26 g KH, 4 g BS, 3 mg Chol, 0,1 g Alpha-Linolensäure

Wirkprinzip: Cholesterinrückresorption und Cholesterinausscheidung

1 Den Quark mit dem Joghurt und Mineralwasser glatt rühren. Mit Zucker süßen.

2 Die Vanilleschote längs halbieren, das Mark mit einem spitzen Messer herauskratzen und mit den Beeren in den Quark rühren.

SCHINKENBRÖTCHEN

1 Tomate | 1 Vollkornbrötchen | ½ TL Margarine | 1 Blatt Eisbergsalat | 4 Scheiben Salatgurke | 1 Scheibe Kochschinken (ohne Fettrand)

Für 1 Portion
Pro Portion: 206 kcal, 11 g E, 5 g F, 29 g KH, 5 g BS, 15 mg Chol

Wirkprinzip: Cholesterinstoffwechsel, Cholesterinrückresorption, Cholesterinausscheidung

1 Die Tomate waschen und in Scheiben schneiden. Das Brötchen halbieren und mit Margarine bestreichen.

2 Auf beide Hälften je ½ Salatblatt legen, die eine Hälfte mit Tomaten, die andere mit Gurken belegen. Je ½ Scheibe Schinken daraufgeben.

▲

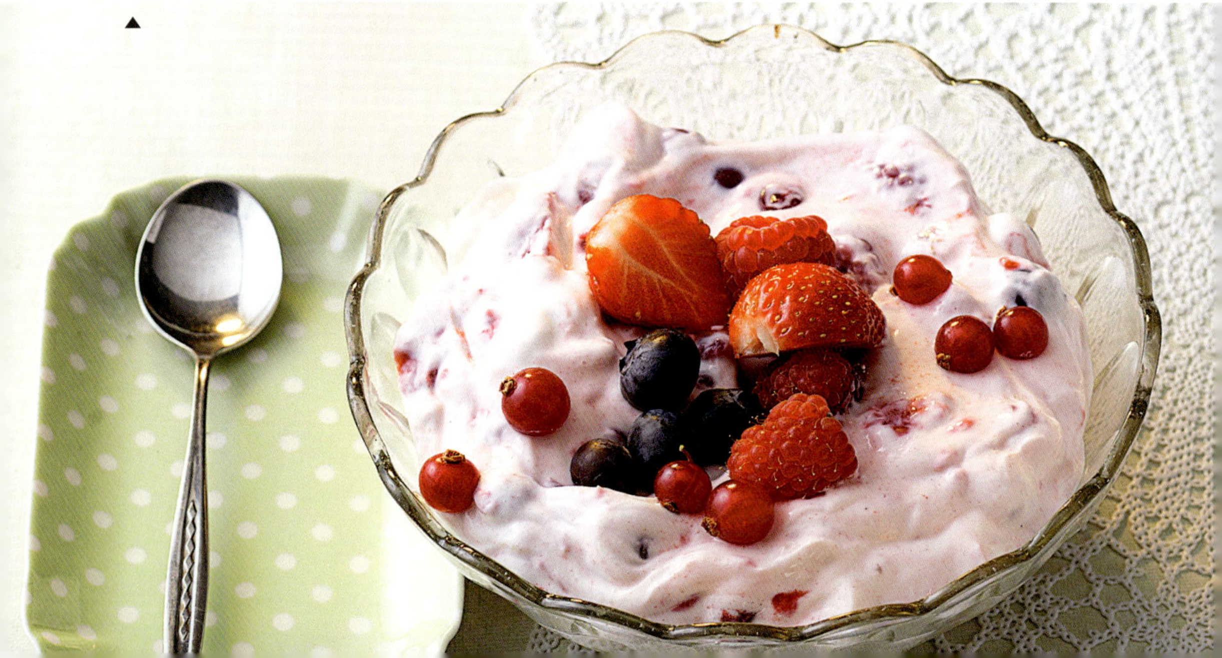

VOLLKORNBROT MIT KRÄUTERQUARK

50 g Magerquark | 1 Schuss Mineralwasser mit Kohlensäure | je ½ TL Schnittlauchröllchen und Portulak | Meersalz | schwarzer Pfeffer | 1 Scheibe Vollkornbrot (50 g)

Für 1 Portion
Pro Portion 132 kcal, 10 g E, 0,6 g F, 21 g KH, 4,5 g BS, 0,5 mg Chol

Wirkprinzip: Cholesterinrückresorption und Cholesterinausscheidung

1 In einem Schüsselchen den Quark mit dem Mineralwasser glatt rühren.
2 Mit Kräutern und Gewürzen abschmecken; auf das Brot streichen.

KNACKIGES BRÖTCHEN MIT KÄSE UND APFEL

2 Blätter Eisbergsalat | ½ Salatgurke | 1 kleiner Apfel | 1 Vollkornbrötchen | ½ TL Margarine | 2 Scheiben Käse (max. 40 % Fett i. Tr.)

Für 1 Portion
Pro Portion 316 kcal, 16,5 g E, 10 g F, 39 g KH, 7 g BS, 14 mg Chol

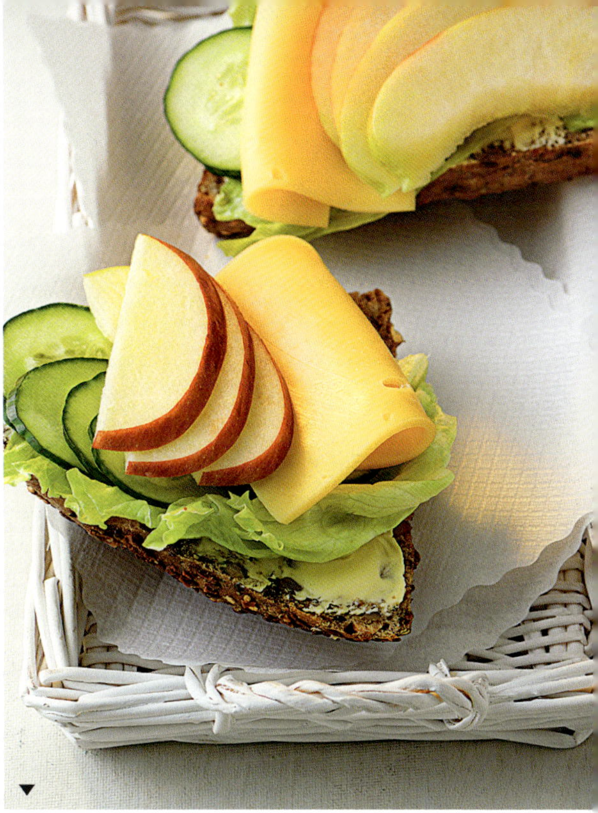

Wirkprinzip: Cholesterinstoffwechsel, Cholesterinrückresorption, Cholesterinausscheidung

1 Die Salatblätter waschen und trocken tupfen. Die Gurke waschen und in Scheiben schneiden.
2 Den Apfel waschen, trocknen, vierteln, das Kerngehäuse entfernen. Dann den Apfel in Spalten schneiden.
3 Das Brötchen halbieren, dünn mit Margarine bestreichen. Auf jede Hälfte ein Salatblatt, die Gurkenscheiben und eine Scheibe Käse legen. Nun die Apfelscheiben auf die Hälften verteilen.

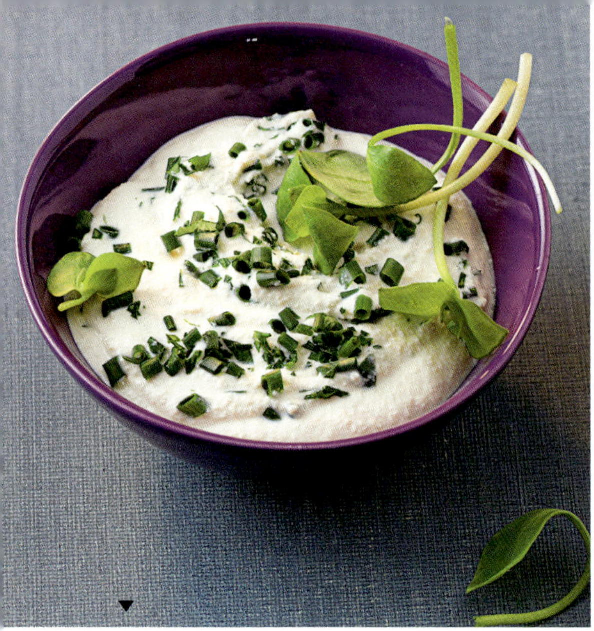

TOFUKRÄUTERCREME

300 g Seidentofu | 1 EL Olivenöl | 1 EL Zitronensaft | 1 mittelgroße Zwiebel | 1 Knoblauchzehe | schwarzer Pfeffer | Meersalz | ½ TL Paprikapulver (edelsüß) | ½ Bund Schnittlauch | ½ Bund glatte Petersilie | 3 Stiele Portulak

Für 4 Portionen
Pro Portion 108 kcal, 8 g E, 7 g F, 4 g KH, 1,5 g BS, 0,1 mg Chol, 0,2 g Alpha-Linolensäure

Wirkprinzip: Cholesterinstoffwechsel und Cholesterinausscheidung

1 Seidentofu, Olivenöl und Zitronensaft im Mixer miteinander verrühren.

2 Zwiebel und Knoblauch schälen und sehr fein schneiden. In die Creme geben. Mit Pfeffer, Salz und Paprikapulver abschmecken.

3 Schnittlauch, Petersilie und Portulak kurz mit kaltem Wasser abbrausen, trocken tupfen und klein hacken. 1 EL zum Garnieren beiseitestellen. Die restlichen Kräuter in die Tofucreme geben und unterrühren.

4 Vor dem Servieren die Creme mit den restlichen Kräutern bestreuen. Dazu passen Vollkornbrötchen, Pumpernickel oder Vollkornbrot.

INFO

SOJA

Tofu ist gepresster Sojaquark, der aus Sojabohnen gewonnen wird. Er wird nicht nur wegen seines hochwertigen pflanzlichen Eiweißes geschätzt, sondern ist zudem kalorien- und fettarm. So enthalten 100 Gramm im Durchschnitt nur 110 Kalorien und 7 Gramm Fett, das zudem viele gesunde Fettsäuren enthält. Weil Tofu ein rein pflanzliches Lebensmittel ist, ist er völlig cholesterinfrei. Sein an sich geschmacksneutrales Aroma lässt sich durch Würzen und Marinieren variieren. Sogenannter Seidentofu ist perfekt geeignet für herzhafte Aufstriche (zum Beispiel wie hier mit frischen Kräutern) oder für Desserts.

SOJACREME MEDITERRAN

40 g Sonnenblumenkerne | 20 g Sesam | 2 Knoblauchzehen | 7 grüne und 7 schwarze Oliven (steinlos, je ca. 20 g) | 100 g Magerquark | 100 g Seidentofu | 1 EL Olivenöl | Meersalz | schwarzer Pfeffer

Für 4 Portionen
Pro Portion 185 kcal, 9 g E, 15 g F, 4 g KH, 2 g BS, 0,3 mg Chol, 0,2 g Alpha-Linolensäure

Wirkprinzip: Cholesterinrückresorption und Cholesterinausscheidung

1 Sonnenblumenkerne und Sesam in einer Pfanne ohne Fett kurz anrösten.

2 Die Knoblauchzehen schälen. Zusammen mit den Oliven, Sonnenblumenkernen und dem gerösteten Sesam pürieren.

3 Quark, Seidentofu und Olivenöl cremig rühren, das Püree dazugeben, salzen und pfeffern. Dazu passt knuspriges Vollkornbaguette oder Walnussbrot.

ARABISCHE KICHERERBSENCREME

250 g Kichererbsen (aus der Dose) | 2 Knoblauchzehen | 1 EL Walnussöl | 1 EL Olivenöl | 4 EL Zitronensaft | Meersalz | schwarzer Pfeffer | frische Minzeblätter

Für 4 Portionen
Pro Portion 200 kcal, 6 g E, 13 g F, 19 g KH, 4 g BS, 0,1 mg Chol, 1,3 g Alpha-Linolensäure

Wirkprinzip: Cholesterinstoffwechsel und Cholesterinrückresorption

1 Die Kichererbsen in ein Sieb gießen und abtropfen lassen. Den Knoblauch schälen. Beides in einem hohen Gefäß pürieren.

2 Alle weiteren Zutaten zugeben und zu einer feinen Creme verarbeiten.

3 Creme in ein Schälchen füllen und mit den Minzeblättern garnieren. Dazu passt beispielsweise Walnussbrot.

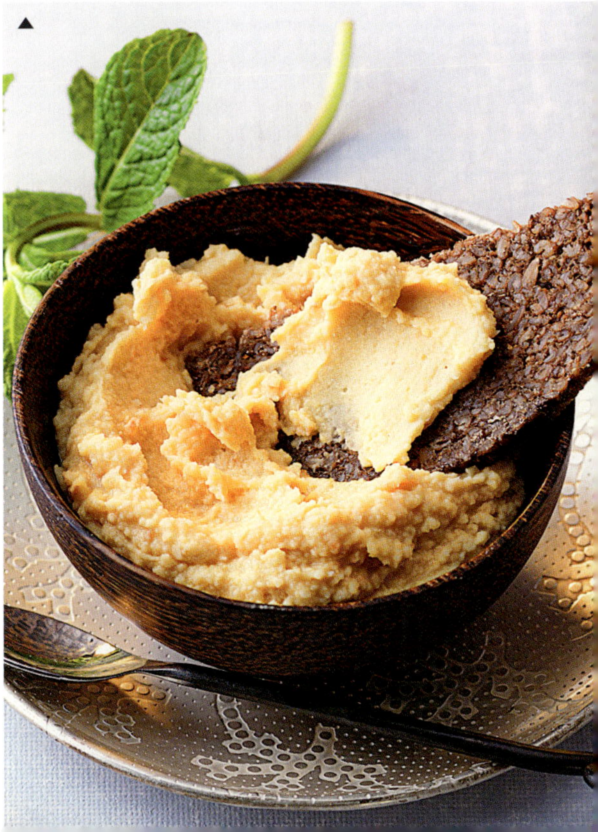

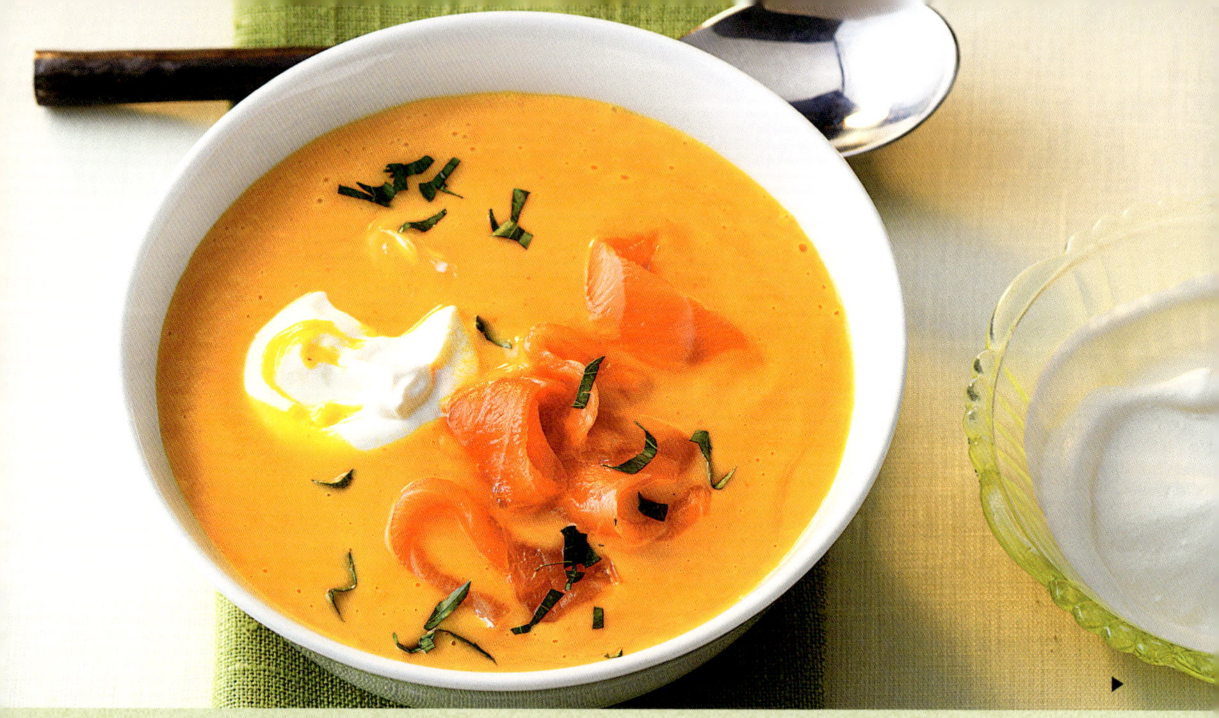

SUPPEN, SALATE & VORSPEISEN

Schon diese kleinen Gerichte bieten Ihnen eine unglaubliche Vielfalt an Möglichkeiten, diejenigen Lebensmittel einzusetzen, die sich positiv auf den Cholesterinspiegel auswirken. Jede Jahreszeit hat ihre typischen Gemüsesorten, aus denen sich raffinierte und wohlschmeckende Suppen zaubern lassen. Selbst im Herbst und im Winter können Sie auf diese Weise die ausreichende Zufuhr an Gemüse sicherstellen. Wenn dann das Frühjahr beginnt, können Sie nach Lust und Laune mit allen nur erdenklichen Salatsorten variieren. Viele der dann erhältlichen Gemüsesorten eignen sich auch wunderbar als Grundlage für alle möglichen Vorspeisen. Übrigens: Nüsse und Saaten liefern hier auch immer eine knackige und leckere Ergänzung. Ihrer Fantasie ist keine Grenze gesetzt. Die ersten Ideen finden Sie auf den folgenden Seiten.

KÜRBIS-CURRY-SUPPE

250 g Hokkaidokürbis | 80 g Karotten | 80 g Kartoffeln | 3 Schalotten | 1 cm Ingwerwurzel | 1 Knoblauchzehe | 1 kleine Chilischote | 2 EL Rapsöl | 2 TL Currypulver | 500 ml Gemüsebrühe | 150 ml Kokosmilch | Meersalz | schwarzer Pfeffer | 4 Scheiben Räucherlachs | 4 TL saure Sahne (10 % Fett) | 2 EL Petersilie (fein gehackt)

Für 4 Portionen
Pro Portion 175 kcal, 9 g E, 10 g F, 11 g KH, 3 g BS, 11 mg Chol, 0,6 g Alpha-Linolensäure

Wirkprinzip: Cholesterinstoffwechsel, Cholesterinrückresorption, Cholesterinausscheidung

1 Hokkaidokürbis waschen und mit Schale in Würfel schneiden. Karotten, Kartoffeln, Schalotten, Ingwer und Knoblauch schälen und würfeln. Chilischote waschen, putzen, längs halbieren, entkernen und in feine Ringe schneiden.

2 Alle Zutaten mit Rapsöl in einem Topf andünsten. Currypulver einrühren und kurz mitdünsten. Mit Gemüsebrühe ablöschen und Kokosmilch unterrühren. Bei mittlerer Hitze 20–25 Minuten garen. Pürieren und mit Salz und Pfeffer abschmecken.

3 Den Lachs in Streifen schneiden. Die Suppe in vorgewärmte Teller füllen, die Lachsstreifen darauf verteilen und mit je 1 TL saure Sahne und etwas Petersilie garnieren.

SPINATSUPPE

2 Zwiebeln | 2 Knoblauchzehen | 1 große Kartoffel (ca. 130 g, mehligkochend) | 2 EL Rapsöl | 200 g Spinat (TK-Ware) | 100 ml Weißwein | 500 ml Gemüsebrühe | 100 ml Milch (1,5 % Fett) | schwarzer Pfeffer | Muskatnuss (gerieben) | Meersalz

Für 4 Portionen
Pro Portion 152 kcal, 5 g E, 8 g F, 9 g KH, 3 g BS, 1,7 mg Chol, 0,6 g Alpha-Linolensäure

Wirkprinzip: Cholesterinstoffwechsel und Cholesterinrückresorption

1 Zwiebeln, Knoblauch und Kartoffel schälen und fein würfeln.

2 Die Zwiebeln in dem Öl glasig dünsten, Knoblauch und Kartoffelstückchen hinzugeben und kurz mitdünsten.

3 Spinat sowie 2 EL Wasser zugeben und den Spinat auftauen lassen.

4 Mit dem Weißwein ablöschen und der Hälfte der Gemüsebrühe aufgießen; fünf Minuten köcheln lassen. Nun alles pürieren, mit der restlichen Gemüsebrühe und Milch aufgießen, kurz leicht köcheln. Dann mit Pfeffer, geriebener Muskatnuss und Salz abschmecken und noch einmal kräftig durchmixen.

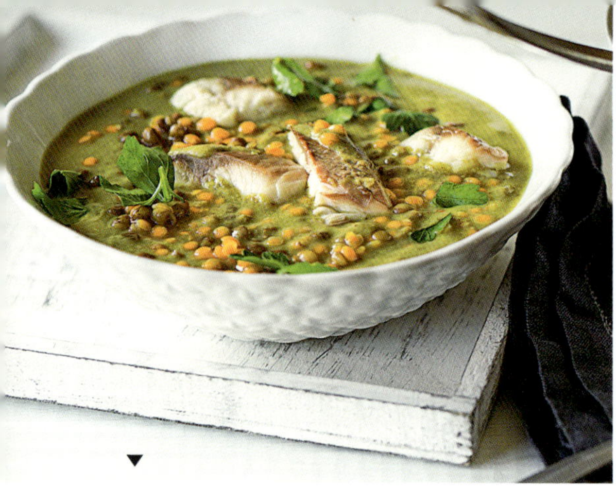

WARME LINSENCREME MIT BUTTERMAKRELE

2 Schalotten | 2 Knoblauchzehen | 2 EL Rapsöl | 2 TL Curry | je 200 g rote Linsen und Pardinalinsen | 500–800 ml Gemüsebrühe | Meersalz | schwarzer Pfeffer | 200 g Buttermakrele | 2 Zweige Petersilie

Für 4 Portionen
Pro Portion 229 kcal, 18 g E, 11 g F, 13 g KH, 9 g BS, 26 mg Chol, 2,4 g Alpha-Linolensäure

Wirkprinzip: Cholesterinstoffwechsel, Cholesterinrückresorption, Cholesterinausscheidung

1 Schalotten und Knoblauch fein schneiden, auf zwei Kochtöpfe verteilen und in jeweils 1 EL Rapsöl glasig dünsten. Zu jeder Portion 1 TL Curry geben und kurz mitanbraten.

2 Die roten Linsen und die Pardinalinsen in jeweils einen der Töpfe geben, durchrühren und mit je der Hälfte der Gemüsebrühe aufgießen. Noch einmal umrühren, dann den Deckel daraufgeben. Die roten Linsen 10–15 Minuten, die Pardinalinsen rund 30 Minuten bei schwacher Hitze köcheln lassen. Danach mit Meersalz und Pfeffer würzen.

3 Nun je die Hälfte der roten und der Pardinalinsen mit einem Pürierstab pürieren, dann das Püree mit den anderen Linsen zusammen in einen Topf geben und verrühren. Noch einmal feinwürzig abschmecken.

4 Die Buttermakrele in kleine Stücke schneiden. Die Linsencreme in vorgewärmte Teller oder Schälchen füllen, die Stückchen von der Buttermakrele obendrauf geben und mit ein wenig Petersilie garnieren.

INFO

LINSEN

Ob rote, grüne oder gelbe Linsen, Beluga- oder Pardinalinsen und weitere Arten – alle haben einen sehr hohen Gehalt an Eiweiß sowie an den Vitaminen B_1 und Folsäure. Zudem sind Linsen reich an Mineralien, zum Beispiel an Eisen, Kalzium, Magnesium und Zink. Nicht zuletzt liefern die vielseitigen Hülsenfrüchte eine Menge Ballaststoffe – 9 bis 12 Gramm je 140-Gramm-Portion (gegart). Ihr Fettgehalt hingegen ist gering.

GAZPACHO

200 g Salatgurke | 200 g Strauchtomaten | 200 g gelbe Paprika | 5 Knoblauchzehen | 20 g Zwiebel | 600 ml Tomatensaft | 3 EL Zitronensaft | 2 EL Rotweinessig | 3 EL Olivenöl | schwarzer Pfeffer | Tabasco | Meersalz | 120 g Weißbrot oder Ciabatta

Für 4 Portionen
Pro Portion 216 kcal, 5 g E, 10 g F, 25 g KH, 3,5 g BS, 0,1 mg Chol, 0,15 g Alpha-Linolensäure

Wirkprinzip: Cholesterinstoffwechsel und Cholesterinrückresorption

1 Die Salatgurke schälen, längs halbieren und entkernen. Tomaten und Paprika waschen. Tomaten vierteln und entkernen (Kerne beiseitestellen). Paprika putzen. Knoblauch schälen.

2 Die Hälfte der Paprikaschote und die Zwiebel in sehr feine Würfel schneiden und beiseitestellen. Restliches Gemüse mit Tomatenkernen, 3 Knoblauchzehen, Tomatensaft, Zitronensaft, Essig und 2 EL Olivenöl in einem hohen Gefäß sehr fein pürieren. Mit Pfeffer, Tabasco und Salz würzen. Eine Stunde kalt stellen.

3 Weißbrot in circa 1 cm große Würfel schneiden. Restliches Öl in eine Pfanne geben und die verbliebenen Knoblauchzehen hineinpressen. Brot darin goldgelb rösten. Abkühlen lassen.

4 Die kalte Suppe in tiefe Teller geben. Mit den Paprika-, Zwiebel- und Brotwürfeln garnieren.

ITALIENISCHER SALAT

250 g Rucola | 250 g Radicchio | 1 Bund glatte Petersilie

Für das Dressing
Saft von 1 Zitrone | schwarzer Pfeffer | Meersalz | 3 EL Olivenöl | 50 g Parmesankäse oder Grana Padano (dünn gehobelt)

Für 4 Portionen
Pro Portion 224 kcal, 7 g E, 15 g F, 14 g KH, 3 g BS, 10 mg Chol, 0,4 g Alpha-Linolensäure

Wirkprinzip: Cholesterinrückresorption und Cholesterinausscheidung

1 Rucola, Radicchio und Petersilie waschen, putzen und trocknen.

2 Die Rippen vom Radicchio entfernen und den Salat in Streifen schneiden. Die Stiele vom Rucola abschneiden; die Blätter je nach Größe eventuell ein wenig zerkleinern. Die Salate in einer großen Schüssel vermischen.

3 Die Blättchen von der Petersilie abzupfen, hacken und zur Seite stellen.

4 Für das Dressing Zitronensaft, Pfeffer und Salz miteinander verrühren, das Olivenöl unterrühren. Über den Salat geben und alles gut miteinander vermischen.

5 Den Salat auf vier Tellern anrichten, Petersilienblättchen abzupfen und darüberstreuen. Alles mit gehobeltem Käse bestreuen.

SCHNELLER SPINATSALAT

100 g Champignons | 300 g feine Spinatblätter | 100 g Fetakäse, fettreduziert

Für das Dressing

2 Knoblauchzehen | 1 EL Essig | 1 EL Zitronensaft | schwarzer Pfeffer | Meersalz | 1 EL Rapsöl | 1 EL Walnussöl

Für 4 Portionen

Pro Portion 188 kcal, 8 g E, 15 g F, 4 g KH, 4 g BS, 6 mg Chol, 1 g Alpha-Linolensäure

Wirkprinzip: Cholesterinstoffwechsel und Cholesterinrückresorption

1 Die Champignons putzen, die Stiele herausdrehen und die Köpfe feinblättrig schneiden.

2 Spinatblätter verlesen, putzen, waschen, vorsichtig trocknen und je nach Größe etwas zerpflücken. Den Fetakäse zerbröckeln.

3 Für das Dressing die Knoblauchzehen schälen und zerdrücken. In einem Schüsselchen mit Essig, Zitronensaft, Pfeffer und Meersalz verrühren. Das Öl erst zum Schluss unterschlagen, damit die Sauce schön bindet.

4 Alle Salatzutaten vorsichtig in einer Schüssel vermischen und das Dressing unterheben.

BUNTER SALAT MIT WALNUSSÖLVINAIGRETTE

4 Salatherzen | 20 Kirschtomaten | 1 rote Paprika | 1 Bauerngurke | 1 Bund Frühlingszwiebeln | 1 Bund glatte Petersilie

Für das Dressing

4 EL Balsamicoessig | 4 EL Gemüsebrühe (abgekühlt) | 1 TL Senf | Meersalz | schwarzer Pfeffer | 4 EL Walnussöl | 8 Walnusshälften (ca. 40 g)

Für 4 Portionen

Pro Portion 258 kcal, 5 g E, 22 g F, 9 g KH, 6 g BS, 0,2 mg Chol, 2,4 g Alpha-Linolensäure

TIPP

SCHÖN NUSSIG

Geröstete Sonnenblumenkerne, Sesam, Leinsamen, Pinienkerne und Nüsse passen sehr gut zu Salaten, Suppen, Müsli. Sie lassen sich auch ohne Fett rösten. Geben Sie die Kerne in eine Pfanne und wenden Sie sie beim Erhitzen ständig. Sobald sie goldgelb werden, die Pfanne vom Herd nehmen. Da sie die Hitze gut speichert, wird der Röstvorgang fortgesetzt. Sind die Kerne schön braun, nehmen Sie sie aus der Pfanne.

Wirkprinzip: Cholesterinstoffwechsel, Cholesterinrückresorption, Cholesterinausscheidung

1 Salatherzen abzupfen, waschen, putzen und die Salatblätter etwas zerkleinern. Kirschtomaten, Paprika, Gurke, Frühlingszwiebeln und Petersilie waschen und trocknen. Die Paprika halbieren, entkernen und in mundgerechte Stücke schneiden. Die Gurke halbieren und in Scheiben schneiden. Die Kirschtomaten ebenfalls halbieren. Frühlingszwiebeln in feine Ringe und Petersilie in Streifen schneiden. Alles in einer Schüssel miteinander vermengen.

2 Für das Dressing den Essig mit der Gemüsebrühe, Senf, Salz und Pfeffer verrühren. Walnussöl unterschlagen, bis die Sauce cremig wird.

3 Das Dressing über die Salatmischung geben und vorsichtig unterheben. Auf vier Tellern anrichten und mit den Walnusshälften garnieren.

FELDSALAT MIT WALNÜSSEN

200 g Feldsalat | 80 g Walnusskerne | 4 TL Senf (mittelscharf) | 4 EL Himbeeressig | 100 ml kalte Gemüsebrühe | Meersalz | schwarzer Pfeffer | 4 EL Walnussöl

Für 4 Portionen
Pro Portion: 281 kcal, 4,5 g E, 28 g F, 3 g KH, 2 g BS, 0,2 mg Chol, 2,9 g Alpha-Linolensäure

Wirkprinzip: Cholesterinstoffwechsel und Cholesterinrückresorption

1 Den Feldsalat in kaltem Wasser gründlich waschen, anschließend verlesen und in der Salatschleuder trocknen.

2 Die Walnusskerne mit einem schweren Messer grob hacken und in einer beschichteten Pfanne ohne Fett goldbraun rösten.

3 Senf, Himbeeressig, Gemüsebrühe, Salz und Pfeffer in einer Salatschüssel miteinander verrühren. Löffelweise das Walnussöl zugeben und unterschlagen, bis eine cremige Vinaigrette entsteht. Den Feldsalat vorsichtig unterheben.

4 Den Salat auf vier Teller verteilen und die gerösteten Walnusskerne darüberstreuen.

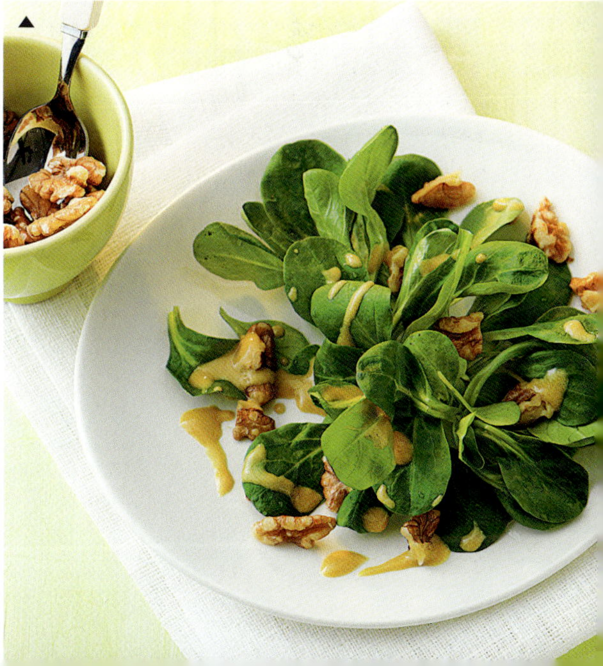

ZUCKERSCHOTENSALAT

300 g Zuckerschoten | Salz | 1 grüner Blattsalat | 1 rote und 1 gelbe Paprika | 300 g Kirschtomaten | 2 Stiele Basilikum | ½ Bund glatte Petersilie | 1 Päckchen Brunnenkresse | 40 g Parmesan (gehobelt)

Für die Croûtons

3 Scheiben Weißbrot | 1 Knoblauchzehe | 2 EL Rapsöl

Für das Dressing

2 EL Olivenöl | 1 EL Joghurt (1,5 % Fett) | 1 EL saure Sahne (10 % Fett) | 2 EL Zitronensaft | 1 TL Zucker | schwarzer Pfeffer | Meersalz

Für 4 Portionen

Pro Portion 325 kcal, 10 g E, 20 g F, 21 g KH, 8 g BS, 10 mg Chol, 0,8 g Alpha-Linolensäure

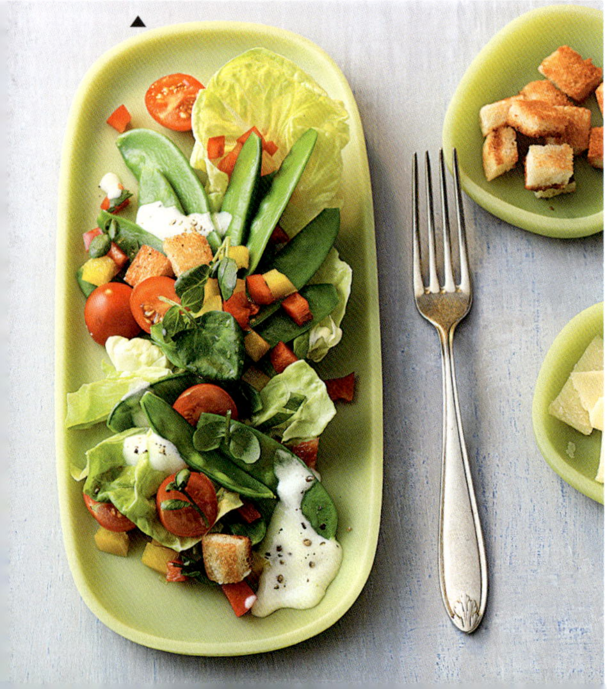

Wirkprinzip: Cholesterinrückresorption und Cholesterinausscheidung

1 Die Zuckerschoten putzen und in Salzwasser blanchieren. Herausheben und in Eiswasser abschrecken. Sobald sie abgekühlt sind, diagonal in Stücke schneiden. Salat, Paprika, Kirschtomaten waschen und putzen. Salatblätter trocken schleudern und in mundgerechte Stücke zupfen, Paprika in Würfel schneiden, Kirschtomaten halbieren. Alles miteinander vermischen.

2 Basilikum und Petersilie waschen und trocken schwenken. Die Blättchen von den Stielen zupfen und in Streifen schneiden. Brunnenkresse mit einer Schere abschneiden. Alles zur Gemüsemischung geben.

3 Für die Croûtons die Rinde von dem Weißbrot entfernen und das Brot in kleine Würfel schneiden. Die Knoblauchzehe schälen und zerdrücken. Öl in einer Pfanne erhitzen und den Knoblauch hineingeben. Nun das Brot darin goldgelb und knusprig rösten. Die Croûtons auf Küchenpapier abtropfen lassen.

4 Für das Dressing in einem Schälchen alle Zutaten mit dem Schneebesen kräftig verrühren. Kurz vor dem Servieren über den Salat geben und vorsichtig unterheben.

5 Den Salat auf vier Tellern anrichten, Croûtons darübergeben, mit gehobeltem Parmesan bestreuen und sofort servieren.

TABOULÉ

150 ml Gemüsebrühe | 75 g Bulgur bzw. Couscous (Instant) | 200 g Tomaten | ½ Salatgurke | 2 Frühlingszwiebeln | 1 Bund glatte Petersilie | ½ Bund frische Minze | 25 g Mandelstifte

Für das Dressing

4 EL Zitronensaft | 1 ½ EL Olivenöl | 1 ½ EL Raps- oder Walnussöl | schwarzer Pfeffer | Meersalz

Für 4 Portionen
Pro Portion 249 kcal, 5 g E, 16 g F, 22 g KH, 3 g BS, 0,1 mg Chol, 0,7 g Alpha-Linolensäure

Wirkprinzip: Cholesterinstoffwechsel, Cholesterinrückresorption, Cholesterinausscheidung

1 Die Gemüsebrühe aufkochen, den Bulgur oder Couscous in einem Topf damit übergießen und circa 10 Minuten quellen lassen. Zwischendurch umrühren.

2 Tomaten, Salatgurke und Frühlingszwiebeln waschen und putzen. Tomaten in kleine Stückchen schneiden; dabei den Stielansatz entfernen. Gurke schälen, der Länge nach vierteln und die Kerne mit einem Löffel herausschaben. Das Fruchtfleisch in ebenso große Würfel schneiden wie die Tomaten. Die Frühlingszwiebeln in feine Ringe schneiden. Petersilie und Minze unter kaltem Wasser abbrausen und trocken schwenken. Die Blättchen von den Stielen zupfen und in feine Streifen schneiden.

3 Das klein geschnittene Gemüse und die Kräuter in einer Schüssel mit dem gequollenen Bulgur oder Couscous gut vermischen. Zitronensaft, Oliven- und Raps- beziehungsweise Walnussöl verrühren, mit Pfeffer und Salz kräftig würzen und das Dressing über den Salat geben. Diesen abgedeckt im Kühlschrank 1 bis 2 Stunden durchziehen lassen.

4 Kurz vor dem Servieren die Mandelstifte ohne Fett in einer Pfanne anrösten. Taboulé nochmals abschmecken und mit den Mandeln bestreut servieren.

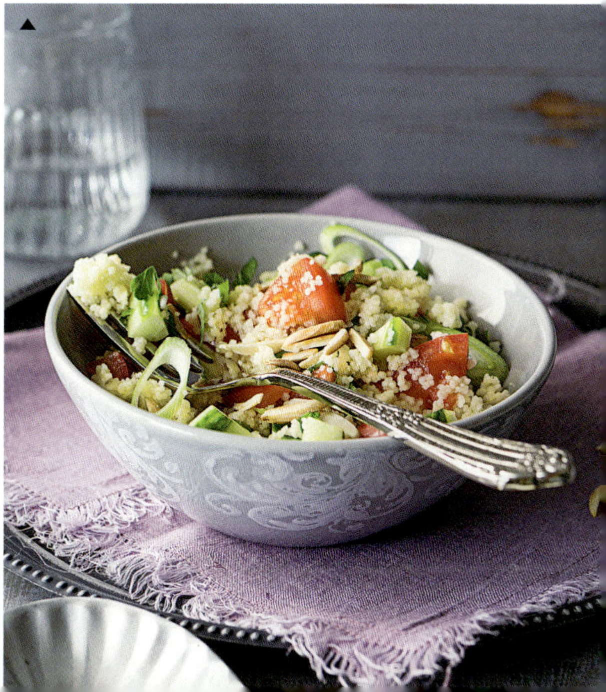

NATUR- UND WILDREISSALAT

2 mittelgroße rote Zwiebeln | 1 rote Paprika | ½ Bund Staudensellerie | ½ Bund großblättrige Petersilie | 4 EL Pinienkerne | 70 g Wildreis | 130 g Naturreis

Für das Dressing

100 ml Orangensaft | 2 EL Zitronensaft | je 1 gestrichener TL abgeriebene, unbehandelte Orangen- und Zitronenschale | 1 EL Olivenöl | 2 EL Rapsöl

Für 4 Portionen

Pro Portion 401 kcal, 9 g E, 18 g F, 49 g KH, 6,4 g BS, 0,2 mg Chol, 0,8 g Alpha-Linolensäure

Wirkprinzip: Cholesterinrückresorption und Cholesterinausscheidung

1 Zwiebeln schälen, Paprika waschen, entkernen und beides fein schneiden. Staudensellerie waschen, putzen und in dünne Scheiben schneiden. Petersilie waschen und trocken tupfen. Die Blättchen abzupfen und hacken.

2 Die Pinienkerne in einer beschichteten Pfanne ohne Fett goldbraun anrösten. Vom Herd nehmen und beiseitestellen.

3 Alle Zutaten für das Dressing in einer Schüssel kräftig verrühren.

4 Wild- und Naturreis in zwei Töpfen und reichlich Wasser garen. Der Wildreis benötigt 30–40 Minuten, der Naturreis 25–30. In ein Sieb abgießen und abkühlen lassen.

5 Zwiebeln, Paprika und Sellerie in einer Schüssel mit der Petersilie und dem abgekühlten Reis vermengen. Das Dressing über den Salat gießen und vorsichtig unterheben. Mit den gerösteten Kernen garnieren.

FARFALLESALAT MIT SPINAT UND KIRSCHTOMATEN

500 g Farfalle mini | Salz | 500 g junger Blattspinat | 4 Frühlingszwiebeln | 250 g Kirschtomaten | 4 EL Pinienkerne

Für das Dressing

je 1 EL frischer Oregano und Basilikum | 1 Chilischote | 3 Knoblauchzehen | 4 EL Zitronensaft | Meersalz | schwarzer Pfeffer | je 2 EL Oliven- und Rapsöl

Für 4 Portionen

Pro Portion 660 kcal, 20 g E, 21 g F, 96 g KH, 11 g BS, 0,3 mg Chol, 1 g Alpha-Linolensäure

Wirkprinzip: Cholesterinstoffwechsel und Cholesterinrückresorption

1 Farfalle in Salzwasser al dente kochen und abkühlen lassen.

2 Währenddessen den Blattspinat waschen, putzen und in feine Streifen schneiden. Frühlingszwiebeln waschen, putzen und fein schneiden. Kirschtomaten waschen und halbieren.

3 Pinienkerne in einer Pfanne ohne Fett rösten. Alle Zutaten in eine große Salatschüssel geben.
4 Für das Dressing Oregano, Basilikum und die Chilischote hacken, die Knoblauchzehen zerdrücken. Zitronensaft sowie Salz und Pfeffer miteinander vermengen. Das Öl unterrühren. Über die Salatmischung geben.

GEMÜSESALAT MIT TOFU

250 g Tofu | 100 g Zuckerschoten | 160 g Möhren | 100 g Rotkohl | 5 Walnüsse (ca. 25 g)
Für die Marinade
2 Knoblauchzehen | 1 TL frischer Ingwer | 2 EL Chilisauce (z. B. süße thailändische Sauce) | 2 EL Sojasauce | 2 EL Walnussöl

Für 4 Portionen | Vorbereitungszeit: 20 Minuten | Marinierzeit: 1 Stunde
Pro Portion 193 kcal, 9 g E, 15 g F, 6 g KH, 4 g BS, 0 g Chol, 1,5 g Alpha-Linolensäure,

Wirkprinzip: Cholesterinstoffwechsel und Cholesterinrückresorption

1 Für die Marinade die Knoblauchzehen schälen und zerdrücken. Den Ingwer schälen und reiben. Mit den restlichen Zutaten für die Marinade verrühren.
2 Tofu in 1,5 cm große Stücke schneiden und mit der Marinade vermischen. Mit Folie abgedeckt im Kühlschrank 1 Stunde ziehen lassen.
3 Die Zuckerschoten in kochendem Wasser 1–2 Minuten blanchieren, abgießen und sofort in Eiswasser tauchen, damit sie nicht weitergaren. Dann abtropfen lassen, putzen und in etwa 3 cm lange Stücke schneiden. (Sind die Zuckerschoten sehr zart, genügt es, den Stielansatz abzuschneiden.) Möhren und Rotkohl putzen, waschen und in feine Streifen schneiden.
4 In einer Schüssel alle Gemüsezutaten miteinander vermischen und den Tofu samt Marinade vorsichtig unterheben.
5 Den Salat auf vier Tellern anrichten. Die Walnüsse klein hacken und kurz vor dem Servieren über den Salat streuen.

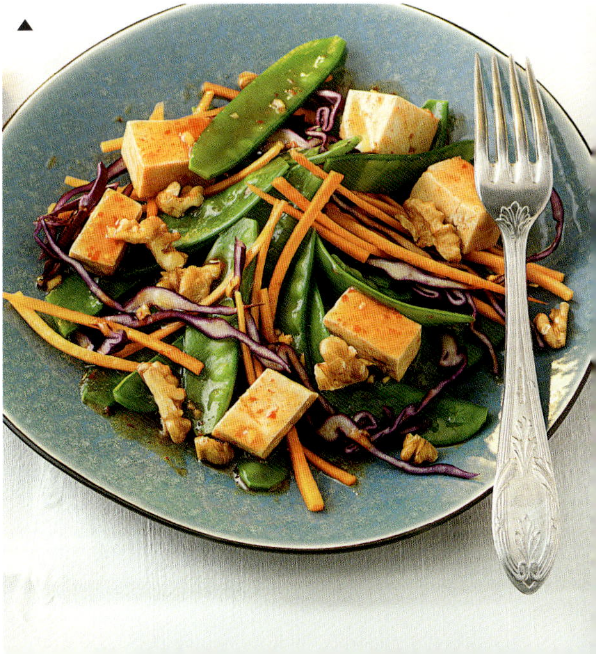

BLATTSALATE MIT AVOCADO UND BIRNE

2 EL Sesamsamen | 100 g grüne Blattsalate | 150 g roter Eichblattsalat | 1 Avocado | 1 TL Zitronensaft | 1 Birne

Für das Dressing

3 TL Zitronensaft | 2 TL Senf | schwarzer Pfeffer | Meersalz | 2 EL Walnussöl | 1 EL Olivenöl

Für 4 Portionen
Pro Portion 303 kcal, 4 g E, 28 g F, 9 g KH, 5 g BS, 0,1 mg Chol, 1 g Alpha-Linolensäure

Wirkprinzip: Cholesterinstoffwechsel, Cholesterinrückresorption, Cholesterinausscheidung

1 Die Sesamsamen kurz in einer beschichteten Pfanne ohne Fett anrösten.

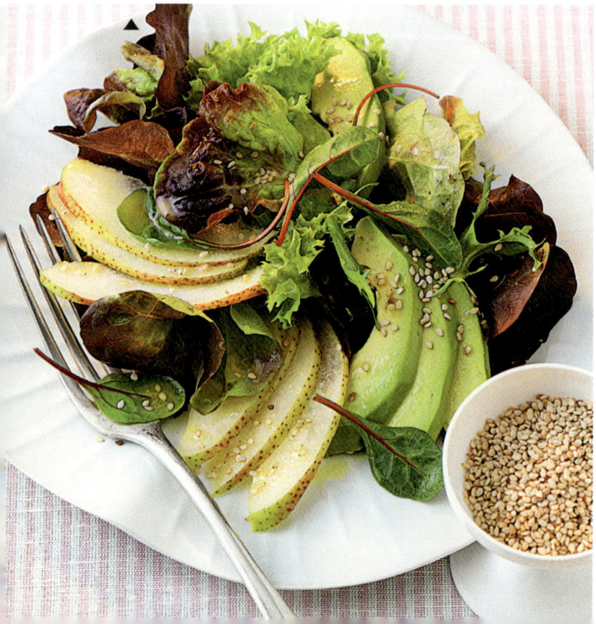

2 Salat verlesen, waschen und trocken schleudern. In mundgerechte Stücke zupfen und in einer Schüssel beiseitestellen.

3 Avocado schälen, in dünne Scheiben schneiden, mit 1 TL Zitronensaft beträufeln. Birne waschen, schälen und in Scheiben schneiden.

4 Für das Dressing Zitronensaft, Senf, Pfeffer und Salz verrühren. Zum Schluss das Walnuss- und Olivenöl unterrühren.

5 Den Salat auf Tellern anrichten, Avocado- und Birnenscheiben darauf verteilen und alles mit Dressing beträufeln. Zum Schluss mit geröstetem Sesam bestreuen.

ARTISCHOCKENGEMÜSE

1 Zitrone (unbehandelt) | 12 Artischocken | 4 Knoblauchzehen | 2 EL Ölivenöl | Meersalz | schwarzer Pfeffer | 100 ml trockener Weißwein | 200 ml Gemüsebrühe

Für 4 Portionen
Pro Portion 142 kcal, 3 g E, 8 g F, 10 g KH, 7 g BS, 0,2 mg Chol, 0,8 g Alpha-Linolensäure

Wirkprinzip: Cholesterinstoffwechsel und Cholesterinausscheidung

1 Die Zitrone auspressen und den Saft in eine Schüssel geben, die etwa vier Finger breit mit Wasser gefüllt ist.

2 Die äußeren Blätter der Artischocken abzupfen und mit einer Schere die Spitzen der übrigen Artischockenblätter abschneiden. Ist ein Stiel

vorhanden, diesen bis zum Artischockenboden schälen. Nun die Artischocken vierteln und das »Heu« entfernen. Die Artischockenviertel in das vorbereitete Zitronenwasser legen. Den Knoblauch schälen und in feine Scheiben schneiden.

3 Die Artischockenviertel aus dem Zitronenwasser nehmen, mit Küchenkrepp trocken tupfen und in Olivenöl anbraten; dann den Knoblauch hinzugeben. Mit Salz und Pfeffer würzen.

4 Alles mit Weißwein ablöschen und einkochen lassen. Mit Gemüsebrühe aufgießen und die Artischocken rund 15–20 Minuten bissfest garen. Heiß, lauwarm oder kalt servieren.

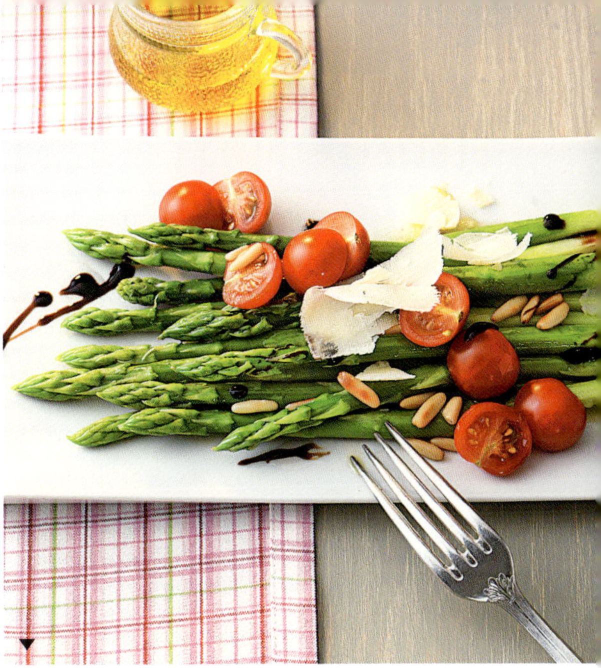

GRÜNER SPARGELSALAT MIT KIRSCHTOMATEN

750 g grüner Spargel | Meersalz | 400 g Kirschtomaten | 40 g Pinienkerne | 2 EL Walnussöl | 1 EL Olivenöl | 2 TL Crema di Aceto balsamico | 60 g Parmesan oder Grana Padano (fein gehobelt)

Für 4 Portionen
Pro Portion 260 kcal, 12 g E, 21 g F, 6 g KH, 4,5 g BS, 12 mg Chol, 0,7 g Alpha-Linolensäure

Wirkprinzip: Cholesterinrückresorption und Cholesterinausscheidung

1 Den Spargel waschen, am unteren Drittel schälen, die Enden abschneiden und in einem großen Topf mit kochendem Salzwasser 4–5 Minuten garen. Herausnehmen und in einem Sieb abtropfen lassen.

2 Die Kirschtomaten halbieren.

3 Die Pinienkerne in einer trockenen Pfanne kurz anrösten.

4 Den Spargel mit den Kirschtomaten auf vier Tellern anrichten.

5 Walnuss- und Olivenöl verrühren und über den Spargel träufeln. Crema di Aceto balsamico ebenfalls darüberträufeln. Zum Schluss mit gerösteten Pinienkernen und gehobeltem Parmesan oder Grana Padano bestreuen.

GEBEIZTER LACHS

400 g frisches Lachsfilet | 1 Bund Dill oder 1 Päckchen TK-Ware | 1 TL schwarzer Pfeffer (Körner) | 1 EL grobes Meersalz | 1 EL Zucker

Für 4 Portionen
Pro Portion 152 kcal, 19 g E, 6 g F, 5 g KH, 0,4 g BS, 35 mg Chol, 0,5 g Eicos, 0,6 g Docos
Wirkprinzip: Cholesterinstoffwechsel

Bei diesem Gericht müssen Sie einkalkulieren, dass der Lachs 40 bis 48 Stunden in der Beize liegen muss.

1 Den Lachs abspülen und trocken tupfen. Mit den Fingern über das Fleisch fahren, um zu kontrollieren, ob noch Gräten vorhanden sind. Falls ja, diese mit einer Pinzette herausziehen.

2 Für die Beize ⅔ des Dills fein hacken, den Rest beiseitestellen. Die Pfefferkörner grob mahlen oder im Mörser zerstampfen, dann mit Meersalz und Zucker vermischen. Den Lachs rundum damit einreiben.

3 Lachs in eine Auflaufform legen und mit dem restlichen gehackten Dill bestreuen. Ein großes Stück Klarsichtfolie auf den Fisch legen, ein passendes Küchenbrett darauflegen und alles beschweren (zum Beispiel mit Konservendosen). Den Lachs 40–48 Stunden kalt stellen.

4 Zum Servieren den Lachs aus der Form nehmen, den Dill mit einem Messer abschaben und den Lachs in feine Scheiben schneiden.

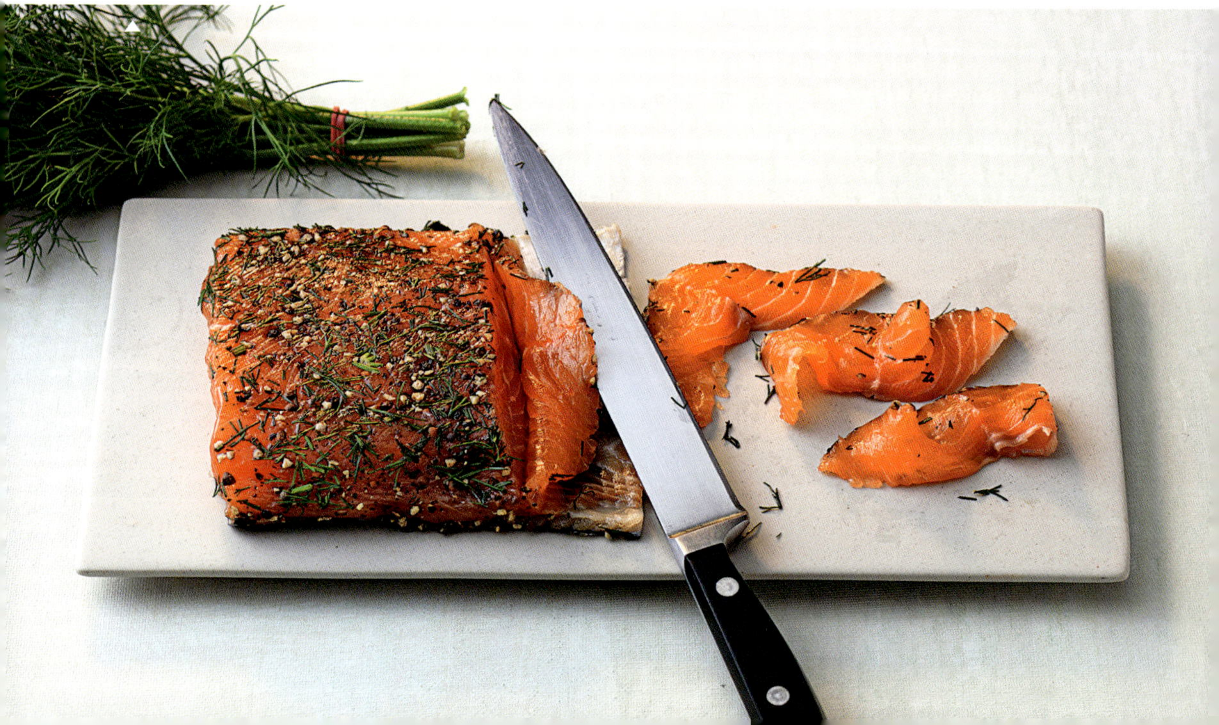

SARDINEN MIT KNOBLAUCH UND ZITRONE

200 g Sardinen, küchenfertig (entschuppt, ausgenommen, ohne Kopf) | 2 EL glatte Petersilie | Knoblauchzehen nach Geschmack | 4 EL Olivenöl | 1 Zitrone | 2 EL Weißweinessig | Meersalz

Für 4 Portionen
Pro Portion 222 kcal, 12 g E, 15 g F, 8 g KH, 0,5 g BS, 9 mg Chol, 0,2 g Alpha-Linolensäure, 0,3 g Eicos, 0,4 g Docos

Wirkprinzip: Cholesterinstoffwechsel und Cholesterinausscheidung

1 Die Sardinen auf einer Servierplatte anrichten. Knoblauchzehen schälen und fein hacken. Petersilie ebenfalls fein hacken, mit dem Knoblauch vermischen und über die Sardinen streuen. Das Olivenöl gleichmäßig auf den Fischen verteilen.

2 Die Zitrone halbieren und auspressen. Den Saft zusammen mit dem Weißweinessig über die Fische träufeln. Nach Geschmack mit etwas Meersalz würzen.

RINDERCARPACCIO MIT WALNÜSSEN

240 g Rinderfilet | 2 EL Aceto balsamico | 1 TL Crema di Aceto balsamico | 1 EL Zitronensaft | 1 TL Honig | Meersalz | schwarzer Pfeffer | 3 EL Walnussöl | 1 EL Olivenöl | 1 Bund Rucola | 8 Walnüsse (ca. 40 g) | grobes Meersalz

Für 4 Portionen
Pro Portion 327 kcal, 25 g E, 21 g F, 8 g KH, 1,5 g BS, 55 mg Chol, 1,8 g Alpha-Linolensäure

Wirkprinzip: Cholesterinstoffwechsel und Cholesterinausscheidung

1 Rinderfilet waschen, trocken tupfen und hauchdünn aufschneiden.

2 Aceto balsamico, Crema di Aceto balsamico, Zitronensaft, Honig, Salz und Pfeffer miteinander verrühren. Walnuss- und Olivenöl kräftig einrühren, so entsteht eine cremige Konsistenz.

3 Rucola waschen, putzen und trocknen. Die Walnüsse grob hacken.

4 Die Hälfte der Marinade auf vier Teller verteilen, die Filetscheiben darauflegen und mit der restlichen Marinade beträufeln. Noch einmal mit gröberem Salz und Pfeffer würzen. Die Walnüsse darüberstreuen.

5 Rucola als Sträußchen dekorativ auf dem Teller platzieren und ein paar klein gerupfte Blättchen über das Carpaccio streuen. Dazu knuspriges Vollkornbaguette reichen.

SPINAT-ZIEGENKÄSE-SOUFFLÉ

250 g junger Blattspinat | Meersalz | schwarzer Pfeffer | 2 Schalotten | 4 Knoblauchzehen | 1 ½ EL Walnussöl | 25 g Mehl | 1 Msp. Cayennepfeffer | 125 ml Milch (1,5 % Fett) | 1 ½ EL Rapsöl | 100 g weicher Ziegenkäse | 1 EL Parmesan (gerieben) | 2 mittelgroße Eier

Für 4 Portionen
Pro Portion 219 kcal, 11 g E, 16 g F, 8 g KH, 2 g BS, 99 mg Chol, 1 g Alpha-Linolensäure

Wirkprinzip: Cholesterinstoffwechsel, Cholesterinrückresorption, Cholesterinausscheidung

1 Den Spinat gut waschen und putzen, dann in einen großen Topf geben und erwärmen. Meersalz und Pfeffer hinzufügen. Einige Minuten rühren, bis der Spinat zusammengefallen ist. (Bei Bedarf etwas Wasser zugeben.) Den Spinat in ein Sieb abgießen und etwas abkühlen lassen. Anschließend in ein großes, sauberes Küchentuch geben und alle restliche Flüssigkeit ausdrücken. Den Spinat fein hacken und beiseitestellen. Die Schalotten und Knoblauchzehen schälen und fein hacken.

2 Das Walnussöl in einer Pfanne erwärmen, die Schalotten und den Knoblauch hinzufügen, bei mittlerer Temperatur weich dünsten. Mehl und Cayennepfeffer dazugeben, bei schwacher Hitze 2–3 Minuten verrühren. Nun die Milch zugeben und die Mischung für einige Minuten köcheln

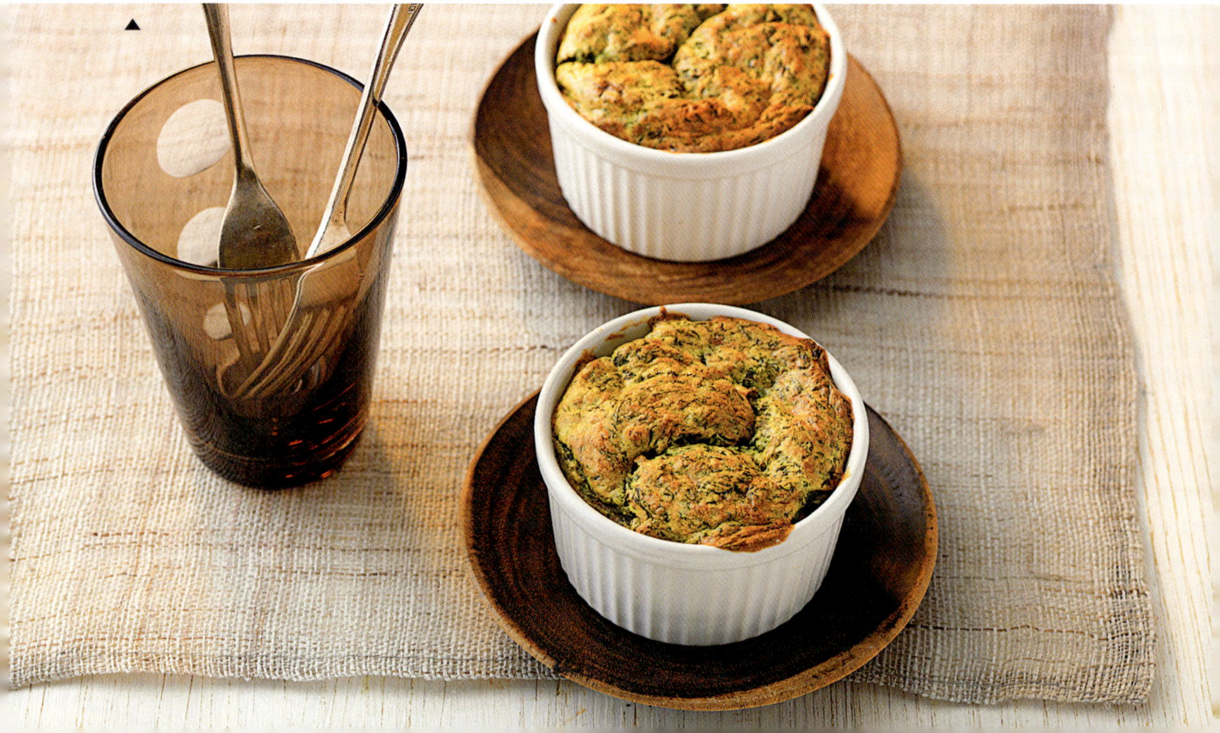

▲

lassen, bis sie dick wird. In eine nicht zu kleine Schüssel geben und abkühlen lassen. Den Backofen auf 200 °C vorheizen.

3 Vier ofenfeste Souffléförmchen (je ca. 150 ml Inhalt) mit Rapsöl auspinseln. Den Ziegenkäse in die Milchmasse krümeln, den Parmesan zugeben. Eier trennen. Den gehackten Spinat und Eigelb ebenfalls in die Milchmischung rühren. Das Eiweiß sehr steif schlagen und vorsichtig unterheben. Die Masse in die Schälchen füllen und diese leicht auf die Arbeitsfläche klopfen, damit Lufteinschlüsse entweichen. Mit einem Messer um den Rand der Masse fahren.

4 Ein tiefes Backblech etwa 1 cm mit Wasser füllen, die Förmchen daraufstellen und im vorgeheizten Backofen 13–15 Minuten backen. Die Soufflés sind fertig, wenn sie goldbraun und aufgegangen sind. Sofort servieren. Ein knackiger Salat passt prima als Beilage.

VITELLO TONNATO

320 g kalter Kalbsbraten (man verwendet hierfür das »falsche Filet«, auch »Rose« genannt)

Für die Thunfischsauce

2 TL scharfer Senf | 1 Ei | 80 g Joghurt (1,5 % Fett) | 5 EL mildes Olivenöl | 130 g Thunfisch (aus der Dose, in Wasser eingelegt) | 2 EL Kapern | 2 EL Zitronensaft | Meersalz | schwarzer Pfeffer

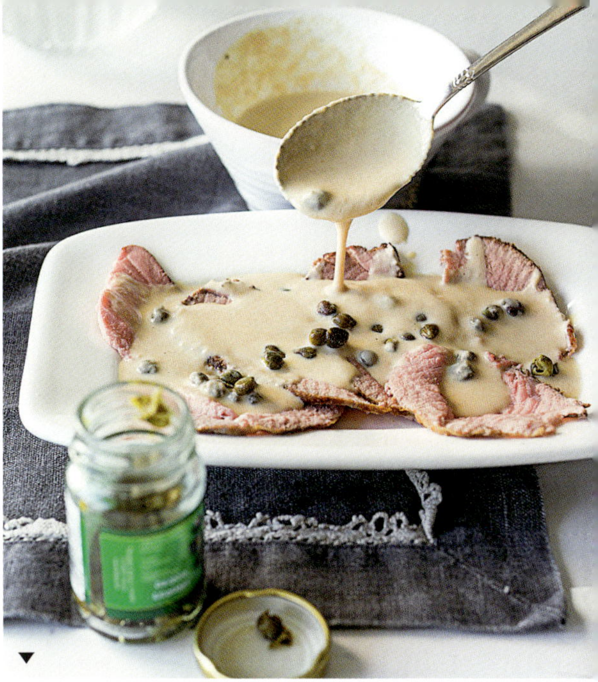

Für 4 Portionen

Pro Portion 368 kcal, 31 g E, 26 g F, 2,5 g KH, 0 g BS, 126 mg Chol, 0,5 g Alpha-Linolensäure

Wirkprinzip: Cholesterinstoffwechsel und Cholesterinausscheidung

1 Für die Sauce Senf, Ei und Joghurt cremig schlagen. Das Olivenöl langsam einfließen lassen und zu einer »Mayonnaise« verarbeiten.

2 Thunfisch zerteilen und mit den Kapern im Mixer fein pürieren. Zitronensaft hinzugeben. Die Masse mit der Mayonnaise vermischen, mit Salz und Pfeffer abschmecken.

3 Kalbsbraten in feine Scheiben schneiden und auf vier Teller verteilen. Je einen Klecks Thunfischsauce daraufgeben. Die restliche Thunfischsauce separat reichen.

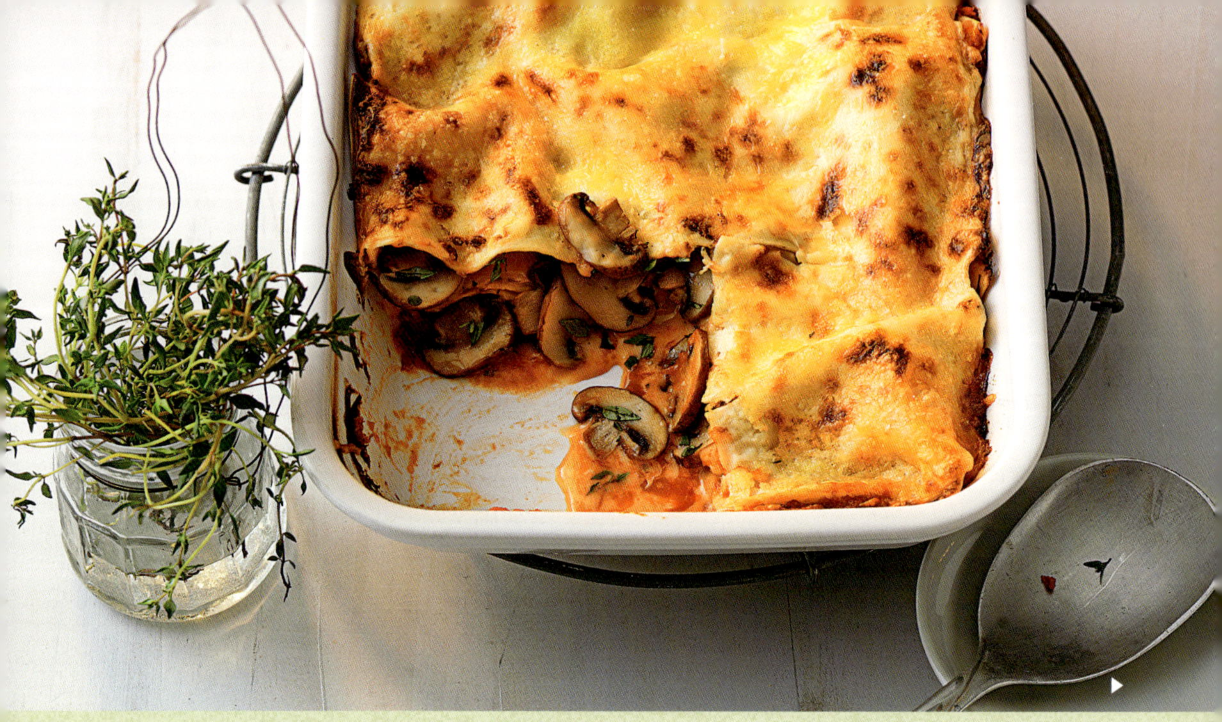

HAUPTGERICHTE

Egal ob Sie gerne Fleisch und Fisch essen oder die vegetarische Küche bevorzugen: Das Prinzip, das sich durch alle Rezepte zieht, findet auch hier wieder Anwendung. Die Rezepte enthalten relativ viele Ballaststoffe, etwa in Form von Gemüse. Es werden grundsätzlich die fettärmeren Fleischsorten bevorzugt. Sichtbare Fettränder werden spätestens nach der Zubereitung entfernt. Anders ist es beim Fisch. Wundern Sie sich also nicht über Lachs, Hering, Makrele oder Thunfisch. In ihnen sind ja die guten Omega-3-Fettsäuren enthalten. Entsprechend kommen auch vor allem Raps- oder Walnussöl zum Einsatz. Für die geschmackliche Raffinesse gibt es natürlich auch mal ein feines Olivenöl. Und verwenden Sie, wo immer es irgend geht, viele Kräuter. Sie geben den Gerichten den letzten Pfiff und sind noch dazu äußerst gesund.

LASAGNE MIT CHAMPIGNONS

500 g Champignons (vorzugsweise braune Steinchampignons) | 1 EL Thymian | 1 EL glatte Petersilie | 3 Schalotten | 3 Knoblauchzehen | 2 ½ EL Rapsöl | 10 Lasagneplatten (»ohne Vorkochen«) | 75 g Parmesankäse (gerieben)

Für den Tomatensugo

siehe Grundrezept Seite 101

Für die Bechamelsauce

500 ml Milch | 50 g Margarine | 50 g Mehl | 25 g Parmesankäse (gerieben) | Meersalz | schwarzer Pfeffer | Muskatnuss (gerieben)

Für 4 Portionen

Pro Portion 626 kcal, 25 g E, 33 g F, 56 g KH, 8 g BS, 28 mg Chol, 1,2 g Alpha-Linolensäure

Wirkprinzip: Cholesterinstoffwechsel, Cholesterinrückresorption, Cholesterinausscheidung

1 Die Champignons putzen und mit Küchenkrepp säubern. Anschließend in feine Scheiben schneiden. Thymian und Petersilie waschen, trocken tupfen und fein schneiden.

2 Schalotten und Knoblauch schälen und fein schneiden; in 2 EL Rapsöl glasig dünsten. Die Champignons zugeben und kurz braten. Mit den Gewürzen und Kräutern abschmecken.

3 Den Tomatensugo nach dem Grundrezept zubereiten ▸ **siehe Seite 101**.

4 Für die Bechamelsauce die Milch in einem Topf erwärmen. Die Margarine in einem zweiten Topf zerlassen, das Mehl durch ein Sieb hineinsieben; dabei ständig rühren. Nun die warme Milch langsam zugeben und ständig weiterrühren, damit sich keine Klümpchen bilden. Die Sauce aufkochen und 3–4 Minuten köcheln lassen. Den Parmesan hinzugeben. Mit Salz, Pfeffer und Muskat abschmecken. Zwischenzeitlich den Backofen auf 220 °C vorheizen.

5 Eine ofenfeste Form mit dem restlichen Öl einstreichen. Abwechselnd Lasagneplatten, Tomatensugo, Champignons und Bechamelsauce in die Form schichten. Mit Bechamelsauce abschließen. Die Lasagne auf der mittleren Schiene im Backofen bei 200 °C circa 30 Minuten backen. Nach der Hälfte der Backzeit den geriebenen Parmesankäse aufstreuen und die Lasagne weiterbacken.

TIPP

AUF VORRAT KOCHEN

Lasagne lässt sich sehr gut drei Monate einfrieren. Schneiden Sie sie dazu nach Abkühlen in Portionsstücke. Diese einzeln erst in zwei Lagen Frischhaltefolie wickeln, dann in einen Gefrierbeutel packen. Bei Bedarf eine Portion herausholen und über Nacht im Kühlschrank auftauen lassen. Die Folien entfernen und in einer feuerfesten Form im vorgeheizten Backofen (circa 180 °C) 30–40 Minuten erhitzen.

CHILI CON CARNE

2 rote Zwiebeln | 2 Knoblauchzehen | je 1 rote und grüne Paprika | je 1 rote und grüne Chilischote | 250 g Rinderhackfleisch | 2 EL Rapsöl | 2 EL Tomatenmark | 200 ml Fleischbrühe | 300 g Kidneybohnen (aus der Dose) | 1 kleine Dose Mais | 1 Msp. Cayennepfeffer | schwarzer Pfeffer | Meersalz | 1 Vollkornbaguette

Für 4 Portionen
Pro Portion 388 kcal, 28 g E, 18 g F, 26 g KH, 10 g BS, 43 mg Chol, 0,8 g Alpha-Linolensäure

Wirkprinzip: Cholesterinrückresorption und Cholesterinausscheidung

1 Zwiebeln und Knoblauch schälen und fein würfeln. Paprika und Chilischoten waschen, putzen und entkernen. Paprika würfeln und Chilischoten in sehr feine Streifen schneiden.

2 In einem Topf das Hackfleisch in Rapsöl anbraten, Zwiebeln und Knoblauch zugeben, ebenfalls anbraten. Tomatenmark hinzufügen und anbraten. Mit der Fleischbrühe ablöschen. Den Bratensatz lösen.

3 Kidneybohnen und Mais abtropfen lassen. Mit den gewürfelten Paprika- und Chilischoten unterheben. Das Ganze circa 15 Minuten bei mittlerer Hitze köcheln lassen. Mit den Gewürzen kräftig abschmecken.

4 Das Chili in vorgewärmten Schalen anrichten. Dazu knuspriges Vollkornbaguette reichen.

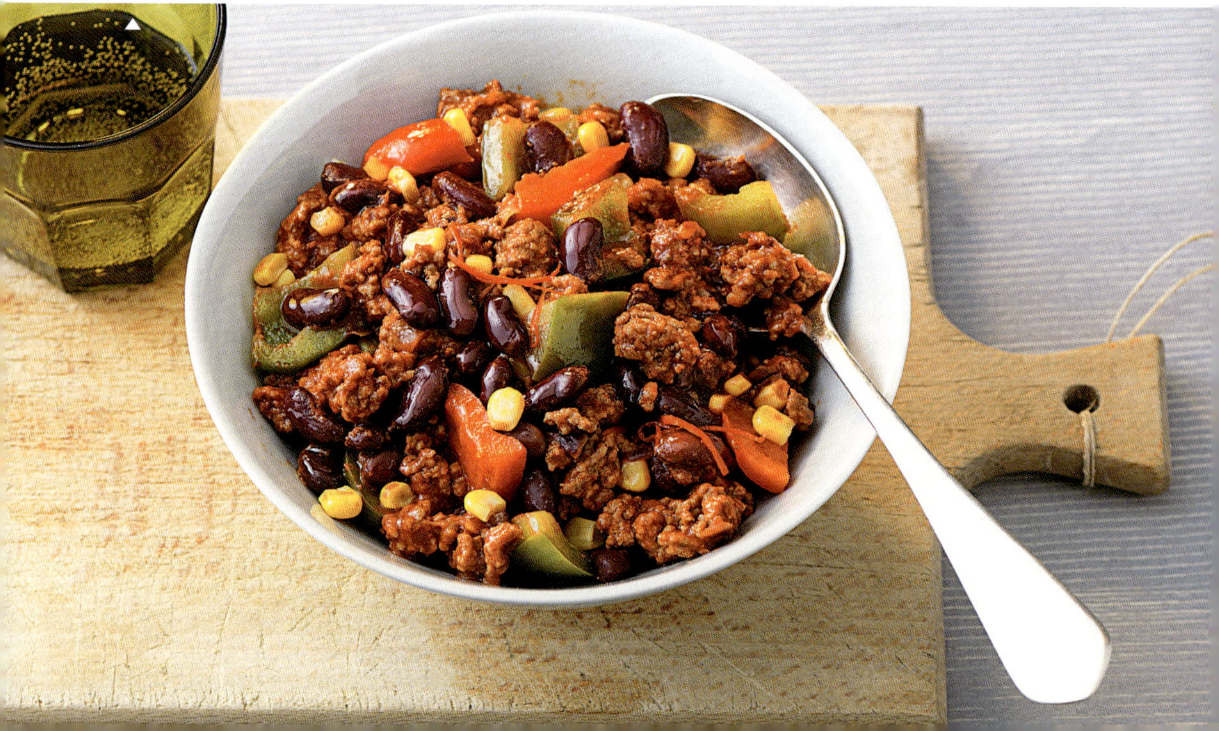

LAMMKARREE MIT RATATOUILLEGEMÜSE

600 g sehr kleine Kartoffeln (festkochend) | Lammkarree (mit 16 Rippenknochen) | Meersalz | schwarzer Pfeffer | 3 EL Rapsöl | 2 Thymianzweige | 3 Rosmarinzweige | ½ Bund Salbei | 4 Knoblauchzehen

Für das Ratatouille

1 rote Zwiebel | 2 Knoblauchzehen | 2 kleine Zucchini | 1 Aubergine | je 1 rote und gelbe Paprika | 2 EL Rapsöl | 150 g passierte Tomaten | Meersalz | schwarzer Pfeffer | Cayennepfeffer

Für 4 Portionen

Pro Portion 601 kcal, 47 g E, 30 g F, 33 g KH, 10 g BS, 131 mg Chol, 1,5 g Alpha-Linolensäure

Wirkprinzip: Cholesterinstoffwechsel, Cholesterinrückresorption, Cholesterinausscheidung

1 Backofen auf 150 °C vorheizen. Kartoffeln waschen und bürsten.

2 Lammkarree salzen und pfeffern. Öl erhitzen. Kräuter, bis auf 1 Zweig Rosmarin und den Salbei, zugeben. Knoblauch schälen und dazupressen. Das Fleisch rundherum anbraten und auf ein tiefes Backblech legen. Kräutersud aus der Pfanne darübergießen. Kartoffeln, Salbei und den letzten Rosmarinzweig um das Fleisch verteilen, salzen. Eventuell noch etwas Öl zugeben. Im heißen Ofen circa 15–20 Minuten garen.

3 Das Fleisch herausnehmen, in Folie wickeln, warm stellen und ruhen lassen. Die Kartoffeln bei circa 180 °C weitere 10 Minuten garen.

4 Für das Ratatouille Zwiebel und Knoblauch schälen und würfeln. Das restliche Gemüse waschen, putzen und in kleine Würfel schneiden.

5 Das Gemüse in heißem Rapsöl anschwitzen, mit den passierten Tomaten auffüllen, die Hitze reduzieren und alles ohne Deckel ungefähr 10 Minuten leise köcheln lassen. Gelegentlich umrühren. Mit Salz, Pfeffer und Cayennepfeffer herzhaft abschmecken.

6 Das Lammkarree zwischen den Rippenknochen durchschneiden und pro Person vier Rippchen mit dem Gemüse und den Kartoffeln auf den vorgewärmten Tellern anrichten.

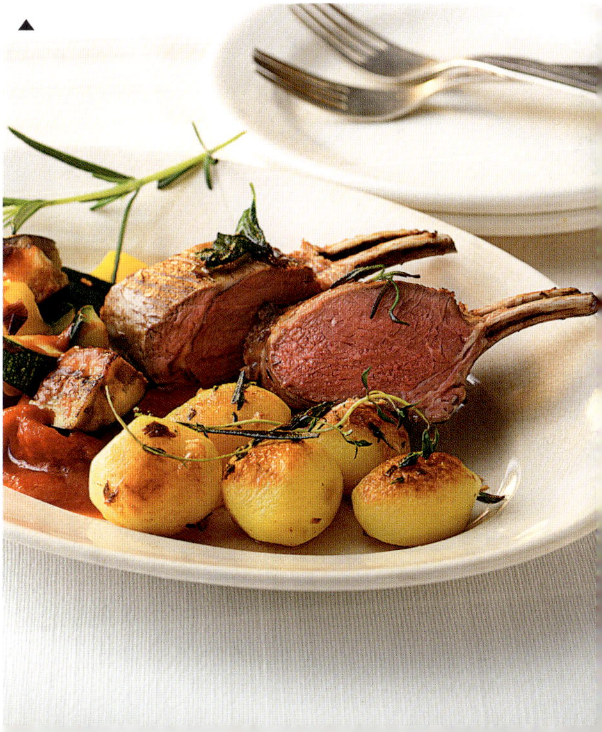

COQ AU VIN

1 Hähnchen (ca. 800 g) | 40 g sehr magerer geräucherter Schinkenspeck | 125 g Schalotten | 125 g Champignons | 2 Knoblauchzehen | 150 g Möhren | ½ Bund Staudensellerie | 1 kleine Stange Lauch | 2 EL Rapsöl | Meersalz | schwarzer Pfeffer | 2 cl Weinbrand | 1 Kräutersträußchen aus Thymian, Petersilie, Liebstöckel und Rosmarin | ½ l trockener Weißwein

Für 4 Portionen
Pro Portion 489 kcal, 48 g E, 23 g F, 6 g KH, 4 g BS, 158 mg Chol, 0,8 g Alpha-Linolensäure

Wirkprinzip: Cholesterinstoffwechsel und Cholesterinausscheidung

1 Das Hähnchen kalt abbrausen, trocken tupfen und in vier Stücke zerteilen: an den Flügeln die halbe Brust lassen.

2 Den Schinkenspeck klein würfeln. Die Schalotten schälen und die Champignons putzen; beides nicht zerkleinern. Knoblauch abziehen und fein hacken. Möhren, Sellerie und Lauch waschen, putzen und schneiden.

3 Das Rapsöl in einem weiten Topf oder Bräter erhitzen, den Speck darin glasig dünsten, Geflügelteile darin rundherum anbraten. Schalotten, Champignons und Knoblauch zugeben, mit Salz und Pfeffer bestreuen. Bei schwacher Hitze den Weinbrand zugießen und flambieren. Möhren, Sellerie, Lauch und das Kräutersträußchen dazugeben, mit Weißwein angießen. Den Topf verschließen und alles bei mittlerer Hitze 45–60 Minuten schmoren. Den Topf ab und zu rütteln.

4 Die gegarten Hähnchenteile mit den Champignons und den Schalotten herausheben und im Backofen warm halten. Das Kräutersträußchen entfernen. Den Fond und das darin verbliebene Gemüse pürieren; auf diese Weise entsteht eine cremige Sauce.

5 Coq au Vin mit den Schalotten und Champignons auf einer vorgewärmten Platte anrichten und die Sauce darübergeben.

ROASTBEEF MIT OLIVEN-KRÄUTER-KRUSTE

600 g Roastbeef | Meersalz | 4 ½ EL Rapsöl | schwarzer Pfeffer | 6 Knoblauchzehen | 3 Zweige Thymian | 2 Zweige Rosmarin | 400 g Kirschtomaten | 400 g kleine Kartoffeln (festkochend) | 1 ½ TL Dijonsenf

Für die Olivenkruste

100 g Toastbrot | ½ Bund Petersilie | 3 Zweige Thymian | 11 grüne Oliven (steinlos) | 65 g Margarine | Meersalz | schwarzer Pfeffer

Für 4 Portionen
Pro Portion 621 kcal, 47 g E, 34 g F, 33 g KH, 6 g BS, 98 mg Chol, 1,4 g Alpha-Linolensäure

Wirkprinzip: Cholesterinstoffwechsel, Cholesterinrückresorption, Cholesterinausscheidung

1 Den Backofen auf 80 °C vorheizen. Das Roastbeef trocken tupfen und salzen. In einer Pfanne mit 2 EL Rapsöl 8–10 Minuten rundum anbraten. Das Fleisch in einen Bräter legen, mit 1 EL Öl einstreichen und mit Pfeffer würzen.

2 Den Knoblauch schälen, die Zehen halbieren, zusammen mit den Kräutern um das Fleisch herum verteilen. Das Fleisch in den Ofen schieben und 1,5–2 Stunden garen. Kirschtomaten waschen. Kurz vor Ende der Garzeit ebenfalls in den Bräter legen.

3 Für die Olivenkruste das Toastbrot ohne Rinde zerkrümeln. Petersilie und Thymian waschen und trocknen. Blättchen von den Stielen zupfen und mit dem Brot im Blitzhacker zerkleinern. Die Oliven sehr klein würfeln und mit der Toastbrot-Kräuter-Masse unter die Margarine heben. Mit Salz und Pfeffer würzen. Für circa 20 Minuten in den Kühlschrank stellen, damit die Masse ein wenig fester wird.

4 Zwei Stücke Folie auf die Arbeitsfläche legen. Die kalte Masse auf eine Folie streichen, die zweite darauflegen und mit der Teigrolle ausrollen. Das Stück sollte etwa so groß sein wie das Roastbeef. Masse in der Folie zurück in den Kühlschrank legen, bis das Fleisch fertig ist.

5 Die Kartoffeln gründlich waschen und mit Schale 10 Minuten kochen. Anschließend mit dem restlichen Öl in einer Pfanne gut vermischen, Rosmarin zugeben, alles noch einmal durchschwenken und circa 10 Minuten auf mittlerer Hitze zu Ende garen. Den Backofengrill auf 220 °C (Stufe 4) vorheizen.

6 Mit dem Fleischthermometer den Garpunkt des Fleisches kontrollieren; es sollten 55 °C erreicht sein. Fleisch aus dem Bräter nehmen und in eine nicht zu tiefe, feuerfeste Form legen.

7 Die Kräuter-Oliven-Masse aus dem Kühlschrank nehmen. Das Fleisch auf der oberen Seite mit dem Senf bestreichen. Eine Folie von der gekühlten Masse entfernen und die Platte auf das Fleisch stürzen: etwas andrücken, damit sie haften bleibt. Jetzt die zweite Folie abziehen.

8 Das Fleisch unter den Grill schieben und die Kräuterkruste leicht bräunen lassen. Das Roastbeef aus dem Ofen nehmen und rund 5 Minuten ruhen lassen. Anschließend in Scheiben schneiden und mit den Tomaten und den Rosmarinkartoffeln auf vier Tellern anrichten. Mit Bratensaft beträufeln.

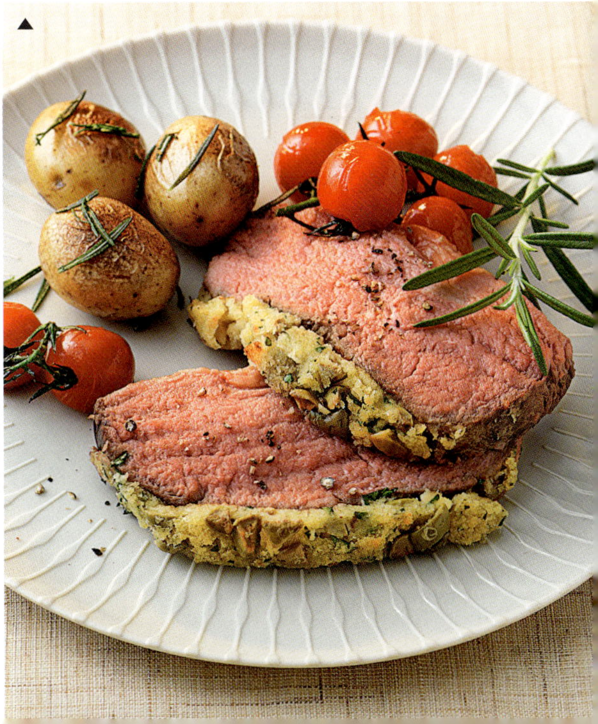

EDELFISCHDUETT MIT MEDITERRANEM GEMÜSE

jeweils 4 Steaks vom Gelbflossenthunfisch sowie vom Marlin oder Schwertfisch (alle rund 90 g schwer und 1 cm dick) | Meersalz | schwarzer Pfeffer | 400 g Tomaten | 400 g Zucchini | 200 g Artischocken | 200 g Fenchel | 8 Knoblauchzehen | frische Kräuter (z. B. Basilikum) | 1 Bund Rucola | 4 TL Rapsöl

Für 4 Portionen
Pro Portion 433 kcal, 48 g E, 20 g F, 14 g KH, 9 g BS, 104 mg Chol, 1 g Alpha-Linolensäure, 0,8 g Eicos, 0,7 g Docos

Wirkprinzip: Cholesterinstoffwechsel, Cholesterinrückresorption, Cholesterinausscheidung

1 Den Backofen auf circa 200 °C aufheizen und vier Blätter Alufolie von ausreichender Größe für Fisch und Gemüse vorbereiten.

2 Die Fischsteaks kalt abspülen und trocken tupfen. Auf die Folie legen, mit Meersalz und Pfeffer würzen.

3 Das Gemüse waschen, putzen und in kleine Würfel schneiden. Den Knoblauch schälen und wie die Kräuter und den Rucola fein hacken. Alles miteinander vermischen und zu gleichen Teilen auf den Fischsteaks verteilen. Jeweils 1 TL Rapsöl darüberträufeln.

4 Die Alufolie über dem Fisch zusammenschlagen, zu einem dichten Päckchen verschließen und auf ein Backblech legen. Im 180 °C heißen Ofen 15–20 Minuten garen. Vier Teller vorwärmen, die fertigen Fisch-Gemüse-Päckchen darauf verteilen, vorsichtig öffnen und servieren.

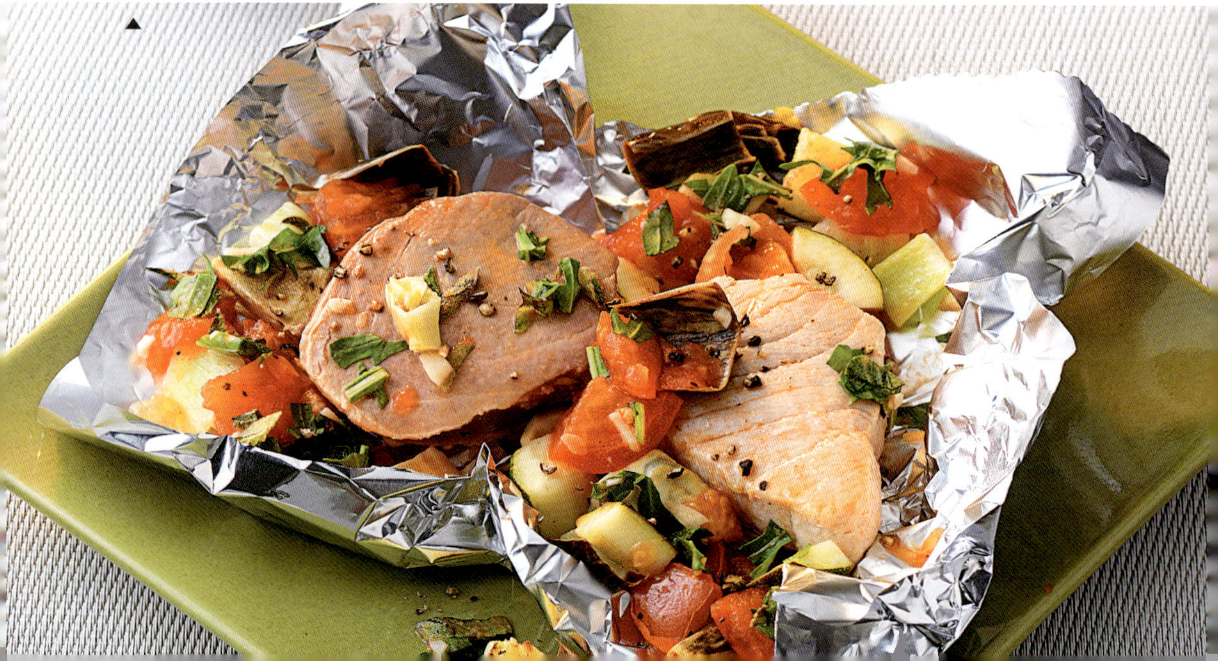

FISCHBRATLINGE AUF GEMÜSE

je 200 g Lachsfilet, Thunfischfilet und Heilbutt | 100 g Frühlingszwiebeln oder Lauch | 100 g Möhren | 100 g Stangensellerie | 2 Eiweiß | 1 EL Speisestärke | Meersalz | Chili | 800 g Saisongemüse (z. B. Kohlrabi, Schwarzwurzeln oder Schmorgurken) | 2 rote Zwiebeln | 2 EL Rapsöl | 1 Tasse Gemüsebrühe oder -fond | Meersalz | schwarzer Pfeffer | 100 g saure Sahne | 2 EL gehackte Kräuter (z. B. Petersilie oder Dill)

Für 4 Portionen
Pro Portion 382 kcal, 38 g E, 18 g F, 17 g KH, 7 g BS, 72 mg Chol, 0,8 g Alpha-Linolensäure, 0,5 g Eicos, 0,6 g Docos

Wirkprinzip: Cholesterinstoffwechsel, Cholesterinrückresorption, Cholesterinausscheidung

1 Die Fischfilets in sehr feine Würfel schneiden oder nacheinander durch die feine Scheibe eines Fleischwolfs drehen.

2 Frühlingszwiebeln oder Lauch, Möhren und Stangensellerie waschen und putzen beziehungsweise schälen. Anschließend ebenfalls in feine Würfel schneiden.

3 Zerkleinerten Fisch und Gemüsewürfelchen mit Eiweiß und Speisestärke gut vermischen. Mit Meersalz und Chili abschmecken. Zugedeckt ein wenig ziehen lassen.

4 Das Saisongemüse waschen, putzen und eventuell schälen. Falls Sie Schmorgurken wählen, diese halbieren und die Kerne mit einem Löffel herausschaben. Das Gemüse in Scheiben oder Würfel schneiden.

5 Zwiebeln schälen und fein würfeln. 1 EL Öl in einer Pfanne erhitzen. Erst die Zwiebeln darin andünsten, dann das restliche Gemüse hinzugeben. Eventuell mit etwas Gemüsebrühe oder -fond ablöschen und 5–10 Minuten bissfest dünsten. Mit Salz und Pfeffer abschmecken. Die Pfanne vom Herd nehmen und saure Sahne sowie gehackte Kräuter unter das Gemüse heben. Zudecken und warm halten.

6 In einer Pfanne das restliche Rapsöl erhitzen, mit einem Esslöffel aus der Fischmasse einzelne Portionen abstechen und zu Frikadellen formen. Diese im heißen Öl langsam von beiden Seiten goldbraun braten. Mit dem Gemüse anrichten.

INFO

FETTER FISCH, ABER …

… trotzdem gesund. Lachs, Hering, Makrele, Thunfisch und Sardinen gehören zwar zu denjenigen Fischarten, die relativ viel Fett enthalten. Allerdings besteht dieses Fett zu einem erheblichen Teil aus sogenannten langkettigen Omega-3-Fettsäuren – und die können sich positiv auf die Blutfette auswirken.

HEILBUTT MIT PILZNUDELN

3 Schalotten | 3 Knoblauchzehen | 4 EL Rapsöl | 40 g getrocknete Tomaten | 300 g frische Pilze (Sorte nach Angebot und Vorliebe) | 100 ml Weißwein | etwas Gemüsebrühe | 200 g Bandnudeln (aus Hartweizengrieß) | Meersalz | 4 Scheiben Heilbuttfilet (à 150 g) | ½ Knoblauchknolle (einfach halbieren) | 1 Zweig Rosmarin | 2 Zweige Thymian | schwarzer Pfeffer | 120 g saure Sahne | 2 EL gehackte Petersilie

Für 4 Portionen
Pro Portion 434 kcal, 22 g E, 17 g F, 41 g KH, 10 g BS, 30 mg Chol, 2,4 g Alpha-Linolensäure, 0,1 g Eicos, 0,1 g Docos

Wirkprinzip: Cholesterinstoffwechsel und Cholesterinrückresorption

1 Die Schalotten und Knoblauchzehen schälen und fein würfeln. In einer beschichteten Pfanne 2 EL Rapsöl erhitzen. Schalotten- und Knoblauchwürfelchen glasig dünsten. Getrocknete Tomaten fein würfeln und in die Pfanne geben.

2 Die Pilze, egal für welche Sorte Sie sich entschieden haben, nicht waschen, sondern falls nötig mit Küchenkrepp abputzen und in Würfel schneiden. Ebenfalls in die Pfanne geben, kurz braten, herausnehmen und warm stellen.

3 Den Bratensatz mit Weißwein und Gemüsebrühe ablöschen, etwas einreduzieren lassen und mit dem Mixstab pürieren. Pilze wieder zugeben und warm stellen.

4 Die Bandnudeln in reichlich Salzwasser nach Packungsanweisung bissfest garen, abgießen und abtropfen lassen.

5 Das Heilbuttfilet kurz mit kaltem Wasser abspülen und mit Küchenkrepp trocken tupfen. Das restliche Rapsöl in einer Pfanne erhitzen, den Fisch darin 2 Minuten anbraten. Die halbierte Knoblauchknolle mit der Schnittfläche nach unten in die Pfanne legen, Rosmarin- und Thymianzweige zugeben, die Fischfilets wenden, mit Salz und Pfeffer würzen und von der anderen Seite noch einmal 4–6 Minuten garen.

6 Die Bandnudeln in der Pilzsauce erwärmen. Saure Sahne und gehackte Petersilie hinzugeben. Alles gut durchschwenken und bei Bedarf erneut kurz erhitzen. Eventuell noch einmal mit Salz und Pfeffer abschmecken. Die Bandnudeln auf vorgewärmte Teller verteilen und die Heilbuttfilets darauf anrichten.

TIPP

NIE MEHR KLEBRIGE NUDELN

Heben Sie ein wenig von dem Kochwasser der Nudeln auf. Sollten diese sehr kleben, schwenken Sie sie kurz vor dem Servieren darin. So werden sie – ohne ein Tröpfchen Öl – wieder schön locker.

THUNFISCHSTEAKS AUF COUSCOUS-GEMÜSE-SALAT

4 Scheiben frisches Thunfischfilet (à 150 g) | 40 g Ingwer | 1 mittelgroße Zwiebel | 2 Knoblauchzehen | je 1 kleine rote, grüne und gelbe Paprika | 200 g Zucchini | 300 ml Gemüsebrühe | 250 g Couscous (Instant) | 4 EL Rapsöl | 3 EL Balsamico bianco | 4 EL Fischfond | Meersalz | schwarzer Pfeffer | Chili | 40 g Pinienkerne | 2 EL gehackte Petersilie

Für die Marinade

2 Knoblauchzehen | 100 ml Olivenöl | Saft von 2 Zitronen | Meersalz | schwarzer Pfeffer | 2 Thymianzweige (gehackt)

Für 4 Portionen
Pro Portion 763 kcal, 43 g E, 37 g F, 61 g KH, 9 g BS, 78 mg Chol, 1,7 g Alpha-Linolensäure, 0,6 g Eicos, 0,6 g Docos

Wirkprinzip: Cholesterinstoffwechsel, Cholesterinrückresorption, Cholesterinausscheidung

1 Für die Marinade den Knoblauch schälen und sehr fein würfeln, mit Olivenöl, Zitronensaft, Salz, Pfeffer und Thymian verrühren. Die Fischfilets darin einlegen und zugedeckt 2–3 Stunden im Kühlschrank ziehen lassen. Aus der Marinade nehmen und abtropfen lassen.

2 Ingwer, Zwiebel und Knoblauch schälen und sehr fein würfeln. Paprika und Zucchini waschen, putzen und ebenfalls in kleine Würfel schneiden. Petersilie waschen und trocken tupfen. Die Blättchen abzupfen und hacken.

3 Gemüsebrühe aufkochen, über den Couscous gießen, verrühren und alles 5–8 Minuten ziehen lassen. Zwischendurch umrühren.

4 Ingwer und Zwiebeln in 2 EL Rapsöl andünsten. Gemüse und Knoblauch hinzugeben und mitdünsten. Mit weißem Balsamico und Fischfond ablöschen, kurz aufköcheln lassen, vom Herd nehmen, mit Pfeffer, Salz und Chili abschmecken und mit dem Couscous vermengen.

5 Die Pinienkerne ohne Fett in einer beschichteten Pfanne unter ständigem Rühren kurz anrösten. Beiseitestellen.

6 Thunfisch im restlichen Rapsöl von beiden Seiten nur je circa 2 Minuten anbraten. Danach mit etwas Marinade bestreichen.

7 Die Couscous-Gemüse-Mischung auf vier Tellern anrichten, Petersilie und Pinienkerne darüberstreuen und die Thunfischfilets darauflegen.

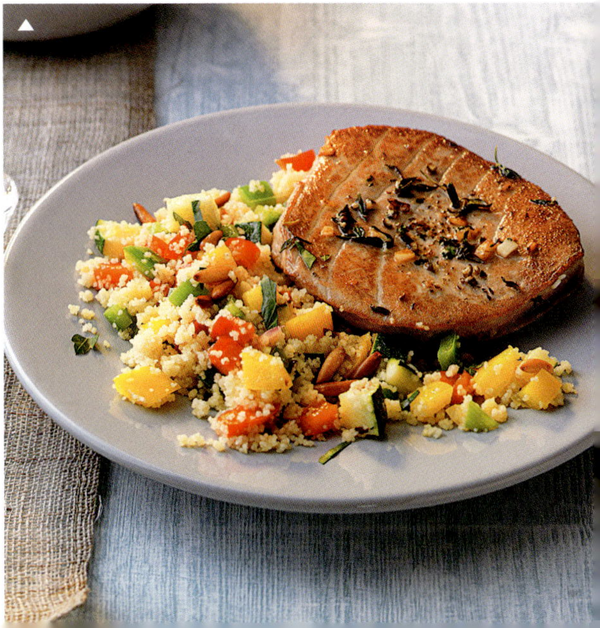

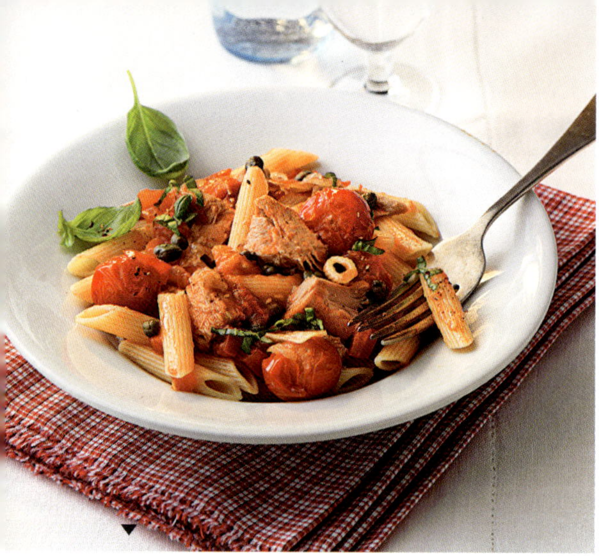

RIGATONI MIT THUNFISCH-TOMATEN-SUGO

4 Schalotten | 4 Knoblauchzehen | 4 Tomaten | 3 EL Rapsöl | 1 TL Kapern | 20 Kirschtomaten | 50 ml trockener Weißwein | 200 g Thunfisch | 100 ml Brühe | Salz | schwarzer Pfeffer | 500 g Rigatoni | ½ Bund frisches Basilikum | getrocknete Peperoncini

Für 4 Portionen
Pro Portion 664 kcal, 29 g E, 16 g F, 96 g KH, 9 g BS, 26 mg Chol, 1 g Alpha-Linolensäure

Wirkprinzip: Cholesterinstoffwechsel, Cholesterinrückresorption, Cholesterinausscheidung

1 Schalotten und Knoblauch schälen. Schalotten halbieren und in feine Ringe, Knoblauch in feine Scheiben schneiden, Tomaten waschen und in kleine Würfel schneiden. Dabei die Stielansätze entfernen.

2 Die Zwiebeln in Rapsöl glasig werden lassen. Die gewürfelten Tomaten, den Knoblauch und die Kapern hinzugeben und dünsten. Kirschtomaten zugeben und für einige Minuten mitdünsten. Alles mit Weißwein ablöschen und bei starker Hitze kurz einköcheln lassen.

3 Den Thunfisch abtropfen lassen, mit einer Gabel in mundgerechte Stücke zerteilen und zugeben. Mit Brühe auffüllen, salzen und pfeffern. Die Sauce circa 10 Minuten auf kleiner Flamme köcheln lassen. Inzwischen die Rigatoni in Salzwasser al dente kochen.

4 Basilikum abbrausen und trocken tupfen. Die Blättchen abzupfen, einige zur Garnitur beiseitelegen, den Rest fein schneiden.

5 Die Nudeln abgießen, abtropfen lassen und in den Thunfischsugo geben. Mit Basilikum, eventuell Peperoncini und falls nötig noch einmal mit Pfeffer und Salz abschmecken. Die Pasta auf vorgewärmten tiefen Tellern anrichten und mit den Basilikumblättchen garnieren.

TIPP

KEINE EIERNUDELN

Verwenden Sie möglichst nur italienische Nudeln aus Hartweizengrieß ohne Ei. So sparen Sie auf einfache und schmackhafte Weise Cholesterin.

GEMÜSEPIZZA

Für den Teig
500 g Dinkelvollkornmehl | 1 Päckchen Trockenhefe | 2 EL Oliven- oder Rapsöl | ½ TL Salz
Für den Belag
750 g Gemüse der Saison (vorher blanchieren) | je ½ Bund Oregano und Basilikum | 500 ml Tomatenpüree oder Tomatenwürfel aus der Dose | schwarzer Pfeffer | 2 Knoblauchzehen | Meersalz | 2 EL Olivenöl | 100 g Edamer (gerieben)

Für 1 Blech
Pro Portion 681 kcal, 25 g E, 26 g F, 86 g KH, 18,4 g BS, 15 mg Chol, 0,4 g Alpha-Linolensäure

Wirkprinzip: Cholesterinstoffwechsel, Cholesterinrückresorption, Cholesterinausscheidung

1 Mehl in einer Schüssel mit der Trockenhefe vermischen. ½ l lauwarmes Wasser, Öl und Salz zugeben und alles zu einem elastischen Teig verarbeiten. Zugedeckt circa 20–30 Minuten gehen lassen. Den Backofen auf 200 °C vorheizen.
2 Das Gemüse waschen, putzen und schneiden. Kräuter von den Stielen zupfen und hacken.
3 Tomatenpüree mit Pfeffer und ⅓ der Kräuter würzen. Knoblauch schälen und dazupressen.
4 Den Teig noch einmal kräftig durchkneten, ausrollen und auf ein mit Backpapier belegtes Blech legen. Mit dem gewürzten Tomatenpüree bestreichen und sämtliche weitere Gemüsezutaten darauf verteilen, mit Pfeffer, Salz und den restlichen Kräutern würzen. 2 EL Olivenöl aufträufeln. Im heißen Ofen circa 15 Minuten backen, mit geriebenem Edamer bestreuen und in 8–10 Minuten fertig backen.

PIZZA MIT RUCOLA UND PARMESAN

Zutaten siehe oberes Rezept (ohne Edamer und ohne Gemüse der Saison)
Außerdem für den Belag
150 g Rucola | 300 g aromatische Tomaten | 50 g Parmesan (gehobelt) | 2 EL Olivenöl

Für 1 Blech
Pro Portion 625 kcal, 22 g E, 23 g F, 81 g KH, 16 g BS, 10 mg Chol, 0,4 g Alpha-Linolensäure

Wirkprinzip: Cholesterinrückresorption und Cholesterinausscheidung

1 Pizzateig und Tomatenpüree wie oben zubereiten. Püree auf dem Teig verteilen und die Pizza im Backofen 15–20 Minuten backen.
2 Währenddessen Rucola waschen und trocken tupfen. Die festen Stiele abzupfen oder abschneiden. Tomaten waschen und würfeln.
3 Die fertig gebackene Pizza sofort mit Tomaten und Rucola belegen und den gehobelten Parmesan aufstreuen. Mit Olivenöl beträufeln.

GEMÜSE-GRÜNKERN-PFANNE MIT MINZEJOGHURT

200 g Grünkern | 1 l Gemüsebrühe | 2 Zwiebeln | 4 Knoblauchzehen | 400 g Kirschtomaten | je 1 grüne und gelbe Paprikaschote | 3 EL Rapsöl | Meersalz | schwarzer Pfeffer | 500 g Joghurt (1,5 % Fett) | 2 EL Zitronensaft | 4 Zweige frische Minze | je ½ Bund glatte Petersilie und Schnittlauch

Für 4 Portionen
Pro Portion 427 kcal, 17 g E, 16 g F, 52 g KH, 11 g BS, 6,5 mg Chol, 1 g Alpha-Linolensäure

Wirkprinzip: Cholesterinstoffwechsel, Cholesterinrückresorption, Cholesterinausscheidung

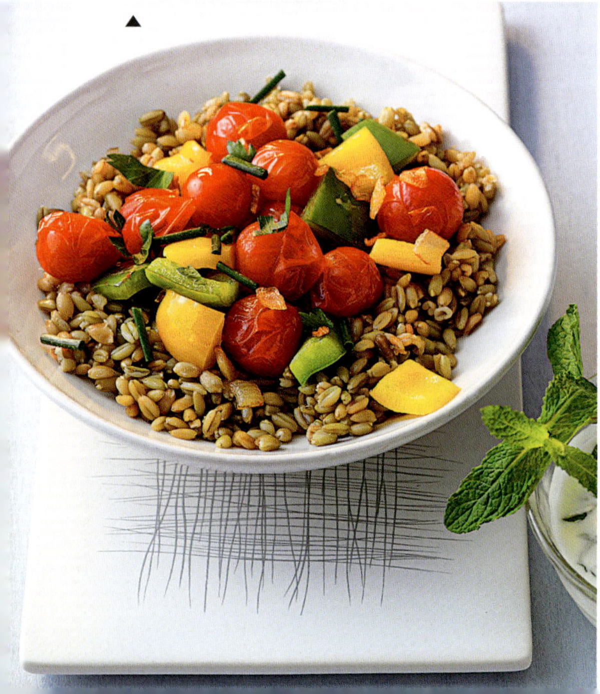

1 Grünkern mit Wasser bedeckt über Nacht einweichen. Wasser abgießen. Den Grünkern in der Brühe etwa 30 Minuten garen.

2 Zwiebeln und Knoblauch schälen und fein würfeln. Das Gemüse waschen und putzen. Die Kirschtomaten ganz lassen, die Paprikaschoten in circa 2 cm große Streifen schneiden.

3 Rapsöl in einer Pfanne erhitzen, die Zwiebeln darin andünsten. Paprika und Knoblauch zugeben und anbraten. Zuletzt die Tomaten rund 8 Minuten mitdünsten. Salzen und pfeffern.

4 Joghurt mit dem Zitronensaft verrühren, mit etwas Salz abschmecken. Die Minze waschen und trocknen. Die Blättchen abzupfen und fein hacken. Unter den Joghurt rühren. Die restlichen Kräuter ebenfalls waschen, trocknen und fein schneiden beziehungsweise hacken.

5 Den Grünkern auf vorgewärmten Tellern anrichten. Eine Mulde hineindrücken und das Gemüse daraufgeben. Mit gehackten Kräutern bestreuen und mit Minzejoghurt servieren.

ROSMARINKARTOFFELN

600 g kleine, junge Kartoffeln (festkochend) | grobes Meersalz | 8 Knoblauchzehen | 3 Zweige Rosmarin | 3 EL Rapsöl | schwarzer Pfeffer

Für 4 Portionen
Pro Portion 221 kcal, 4 g E, 11 g F, 25 g KH, 4 g BS, 0,2 mg Chol, 0,8 g Alpha-Linolensäure

Wirkprinzip: Cholesterinstoffwechsel und Cholesterinrückresorption

1 Kartoffeln gründlich abwaschen, eventuell mit der Gemüsebürste sauber schrubben. Rund 10 Minuten in kochendem Salzwasser vorgaren, abgießen und halbieren.

2 Die Knoblauchzehen schälen und längs vierteln. Rosmarin waschen, trocknen und die Nadeln abzupfen.

3 Rapsöl in einer Pfanne erhitzen, die Kartoffeln mit den Schnittflächen nach unten hineinlegen, Rosmarin darüberstreuen, mit Salz und Pfeffer würzen, rund 10 Minuten bei mittlerer Hitze braten.

TOMATENSUGO

500 g reife Tomaten | 2 Zwiebeln | 2 Knoblauchzehen | 1 EL Rapsöl | 1 kleine Dose geschälte Tomaten | 4 Stiele Basilikum | Meersalz | schwarzer Pfeffer | 1 Prise Zucker

Für 4 Portionen
Pro Portion 64 kcal, 2 g E, 4 g F, 6 g KH, 2 g BS, 0 g Chol, 0,3 g Alpha-Linolensäure

Wirkprinzip: Cholesterinrückresorption und Cholesterinausscheidung

1 Tomaten waschen und vierteln. Dabei den Stielansatz entfernen. Das Fruchtfleisch in kleine Würfel schneiden.

2 Die Zwiebeln und Knoblauchzehen schälen und, jeweils getrennt, fein würfeln. Zuerst die Zwiebeln in Rapsöl andünsten, dann den Knoblauch zugeben und kurz mitdünsten. Die gewürfelten Tomaten sowie die Dosentomaten zugeben und ebenfalls mitdünsten.

3 Das Basilikum mit klarem Wasser abbrausen und trocken schwenken. Die Blättchen abzupfen und fein schneiden. Zu den Tomaten geben. Mit Salz, Pfeffer und Zucker abschmecken.

4 Den Sugo circa 20 Minuten bei kleiner Hitze köcheln lassen. Mit dem Mixstab pürieren; eventuell nochmals abschmecken.

Der Tomatensugo lässt sich sehr vielfältig einsetzen, zum Beispiel als Nudelsauce oder zu Hackfleischbällchen.

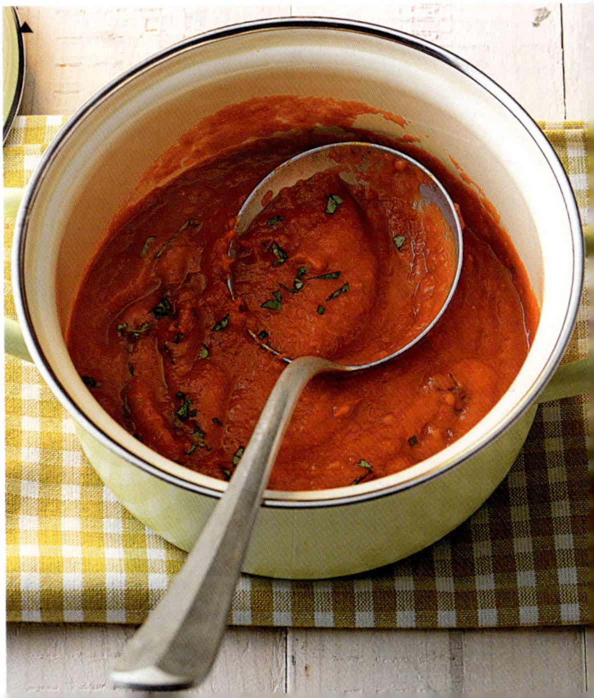

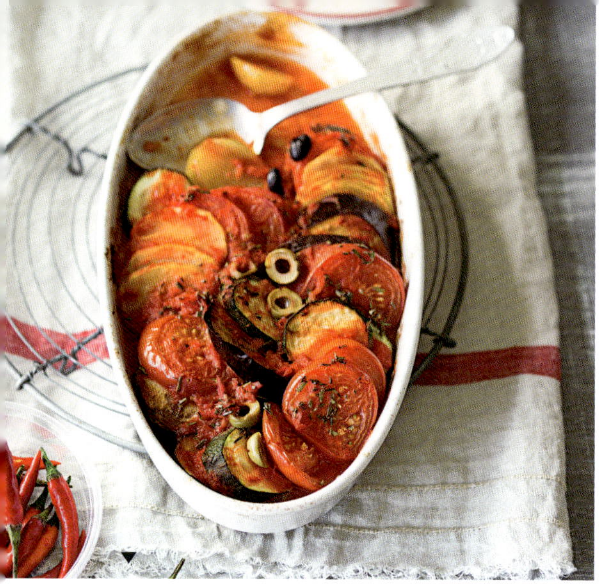

MEDITERRANES KARTOFFEL-GEMÜSE-GRATIN

2 rote Paprika | 1 rote Chilischote | 200 ml Gemüsebrühe | 200 ml Tomatenpüree | je 1 TL Paprikapulver edelsüß und rosenscharf | 1 Msp. Cayennepfeffer | je 2 Zweige Rosmarin und Thymian | 4 Knoblauchzehen | 2 Zucchini | 1 Aubergine | 4 Tomaten | 600 g Kartoffeln (festkochend) | 1–2 EL Rapsöl | je 5 grüne und schwarze Oliven (entsteint) | Meersalz | schwarzer Pfeffer

Für 4 Portionen
Pro Portion 249 kcal, 9 g E, 7 g F, 36 g KH, 11 g BS, 0 g Chol, 0,5 g Alpha-Linolensäure

Wirkprinzip: Cholesterinstoffwechsel, Cholesterinrückresorption, Cholesterinausscheidung

1 Paprika und Chilischote waschen, putzen, würfeln und mit Gemüsebrühe aufkochen. Etwas abkühlen lassen und mit Tomatenpüree, Paprikapulver sowie Cayennepfeffer pürieren.

2 Rosmarin und Thymian von den Stielen zupfen und hacken. Knoblauch schälen und ebenfalls fein hacken. Alles in das Tomaten-Paprika-Püree rühren und dieses zugedeckt ziehen lassen. Den Backofen auf 200 °C vorheizen.

3 Zucchini, Aubergine und Tomaten waschen, putzen und in circa 2 cm dicke Scheiben schneiden. Die Kartoffeln schälen, waschen, trocken tupfen und in dünne Scheiben schneiden. Eine Auflaufform mit 1 EL Rapsöl einpinseln. Kartoffel- und Gemüsescheiben abwechselnd dachziegelartig hineinschichten. Das Paprika-Tomaten-Püree darübergießen. Die Oliven in Scheiben schneiden und darüberstreuen. Alles salzen und kräftig pfeffern.

4 Das Gratin im heißen Ofen 35–40 Minuten garen. Falls es zu trocken wird, zwischendurch ein paar Tropfen Öl darüberträufeln.

GEMÜSE-TOFU-CURRY

250 g Tofu | je 50 ml Soja- und Chilisauce | 1 EL Erdnussöl | 2 Knoblauchzehen | 2 cm frischer Ingwer | 1 Bund Lauchzwiebeln | je 1 rote und gelbe Paprika | 150 g Zucchini | 1 Bund Mangold | 200 g Zuckerschoten | 250 g Brokkoli | 100 g Sojasprossen | 2 EL Rapsöl | 2 TL grüne Currypaste | schwarzer Pfeffer | 150 ml Gemüsebrühe | 200 ml Kokosmilch (ungesüßt) | Meersalz | je 2 TL weiße und schwarze Sesamsamen

Für 4 Portionen
Pro Portion 328 kcal, 15 g E, 18 g F, 17 g KH, 11 g BS, 0 g Chol, 1,3 g Alpha-Linolensäure

Wirkprinzip: Cholesterinstoffwechsel, Cholesterinrückresorption, Cholesterinausscheidung

1 Tofu in Würfel schneiden. Soja- und Chilisauce sowie Erdnussöl miteinander verrühren, Tofu darin marinieren.

2 Knoblauch und Ingwer schälen und fein würfeln. Lauchzwiebeln waschen, putzen und in Ringe schneiden. Das Gemüse waschen und putzen. Die Paprika, Zucchini und Mangold in Streifen schneiden. Von den Zuckerschoten die Spitzen abschneiden und, wenn nötig, die Fäden ziehen. Brokkoli in Röschen teilen. Zuckerschoten, Brokkoli und Sojasprossen etwa 5 Minuten dämpfen beziehungsweise blanchieren.

3 Rapsöl in einem Wok erhitzen. Lauchzwiebeln darin unter Rühren glasig dünsten. Ingwer und Knoblauch zugeben und kurz mitdünsten. Das Gemüse zugeben und anbraten. Mit der Currypaste und Pfeffer würzen.

4 Mit der Gemüsebrühe ablöschen. Kokosmilch aufgießen und alles kurz köcheln lassen. Tofu mitsamt der Marinade zugeben und in der Sauce erwärmen. Wenn nötig mit etwas Salz abschmecken. Das Curry auf vorgewärmten Tellern anrichten und mit Sesamsamen bestreuen.
Dazu passt asiatischer Duftreis.

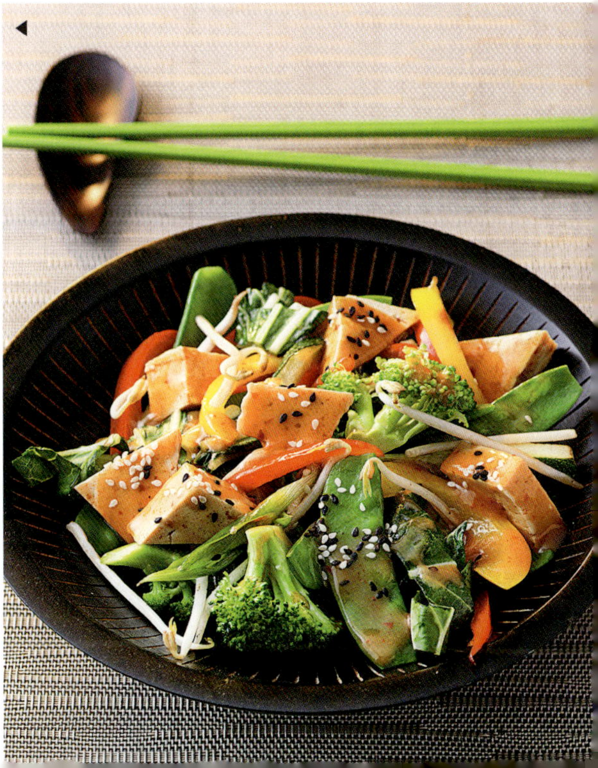

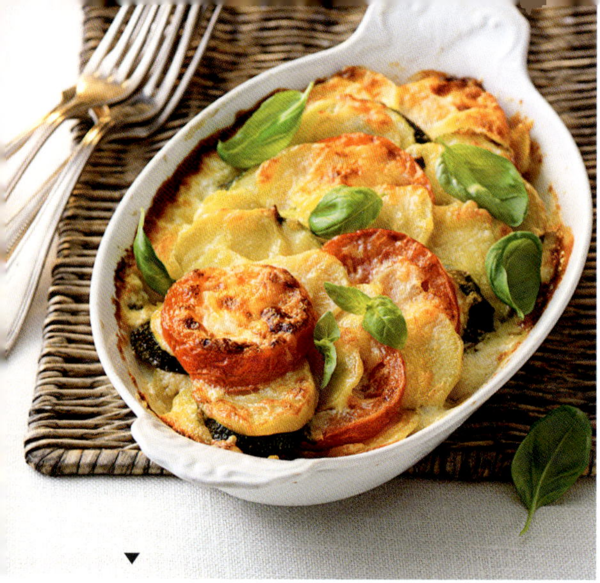

ZUCCHINI-KARTOFFEL-AUFLAUF

400 g Kartoffeln (festkochend) | 3 EL Rapsöl | 400 g Zucchini | 400 g Tomaten | ½ Bund frisches Basilikum | Meersalz | schwarzer Pfeffer | 150 g saure Sahne | 1 EL Weizenvollkornmehl | 75 g Edamer (gerieben)

Für 4 Portionen
Pro Portion 312 kcal, 12 g E, 18 g F, 24 g KH, 5 g BS, 21 mg Chol, 1 g Alpha-Linolensäure

Wirkprinzip: Cholesterinstoffwechsel und Cholesterinrückresorption

1 Den Backofen auf 200 °C vorheizen.
2 Kartoffeln waschen oder abbürsten. Kartoffeln in dünne Scheiben schneiden. Mit 2 EL Öl vermengen. Zucchini und Tomaten ebenfalls waschen und in circa 1 cm dicke Scheiben schneiden. Basilikumblätter fein schneiden (vorher 12 Blättchen beiseitelegen).
3 Eine Auflaufform mit dem restlichen Öl einfetten und ⅔ der Kartoffeln darin verteilen. Mit Salz und Pfeffer würzen, die Hälfte des Basilikums darüberstreuen. Das Gemüse abwechselnd einschichten, wieder salzen und pfeffern und mit dem Rest des Basilikums bestreuen. Die restlichen Kartoffeln daraufschichten.
4 Saure Sahne mit Mehl verrühren, salzen, pfeffern und auf die Kartoffeln streichen. Den geriebenen Edamer darüberstreuen. Im heißen Ofen 30 Minuten backen, danach noch etwa 5 Minuten ruhen lassen. Den Auflauf auf vier tiefen Tellern anrichten und mit jeweils 3 Basilikumblättchen garnieren.

TOFU-SESAM-BRATLINGE

100 ml Gemüsebrühe | 4 EL Sojasauce | 1 EL Chilisauce oder Tabasco | 400 g Tofu | 3 EL Mehl | 125 g Sesamsamen | 2 EL Rapsöl

Für 4 Portionen
Pro Portion 373 kcal, 17 g E, 28 g F, 14 g KH, 5 g BS, 0,2 mg Chol, 1,3 g Alpha-Linolensäure

Wirkprinzip: Cholesterinstoffwechsel, Cholesterinrückresorption, Cholesterinausscheidung

1 Gemüsebrühe, Sojasauce und Chilisauce (Tabasco) zu einer Marinade verrühren. Tofu in

Scheiben von 2 cm Dicke schneiden und in die Marinade legen. Nach 30 Minuten wenden.

2 Mehl mit 4 EL Wasser verrühren. Sesam in eine Schale geben.

3 Marinierte Tofuscheiben erst im Wasser-Mehl-Brei, dann in den Sesamsamen wenden.

4 Rapsöl in einer Pfanne erhitzen und die Tofuscheiben darin von beiden Seiten knusprig braten. Dazu passt ein frischer Salat der Saison.

OFENGEMÜSE MEDITERRAN

½ Bund Oregano | ½ EL Rosmarinnadeln | 1 EL Rapsöl | 1 EL Olivenöl | schwarzer Pfeffer | grobes Meersalz | 2 kleine Auberginen | 2 mittelgroße Zucchini | 2 rote Paprika | 250 g Kirschtomaten | 2 mittelgroße Zwiebeln | 15 Knoblauchzehen

Für das Knoblauchbrot

1 Vollkornbaguette | 1 Bund glatte Petersilie | 2 EL Walnussöl

Für 4 Portionen

Pro Portion 363 kcal, 10 g E, 10 g F, 41 g KH, 12 g BS, 0,2 mg Chol, 1,5 g Alpha-Linolensäure

Wirkprinzip: Cholesterinstoffwechsel, Cholesterinrückresorption, Cholesterinausscheidung

1 Ein Backblech mit Backpapier auslegen und den Backofen auf 180 °C vorheizen.

2 Vom Oregano die Blättchen abzupfen und mit den Rosmarinnadeln grob hacken. Die Kräuter in einem Schüsselchen mit den beiden Ölen, Pfeffer und Meersalz vermischen.

3 Das Gemüse waschen, putzen und in Scheiben schneiden, Paprika achteln. Die Zwiebeln schälen und ebenfalls in Achtel schneiden.

4 Gemüse mit dem Kräuteröl vermischen und auf dem Backblech verteilen. Knoblauch in der Schale dazwischenlegen. Im heißen Ofen 20–25 Minuten garen. Knoblauch vom Blech nehmen und etwas abkühlen lassen. Das Gemüse auf einer Platte anrichten und warm halten.

5 Für das Knoblauchbrot das Vollkornbaguette in Scheiben schneiden und rösten. Petersilie waschen und trocknen. Die Blättchen abzupfen und hacken. Einige Knoblauchzehen (vom Blech) aus den Häutchen drücken und mit dem Walnussöl sowie der Petersilie zu einer Paste vermischen. Die Knoblauchpaste auf die Brote streichen und zum warmen Gemüse reichen.

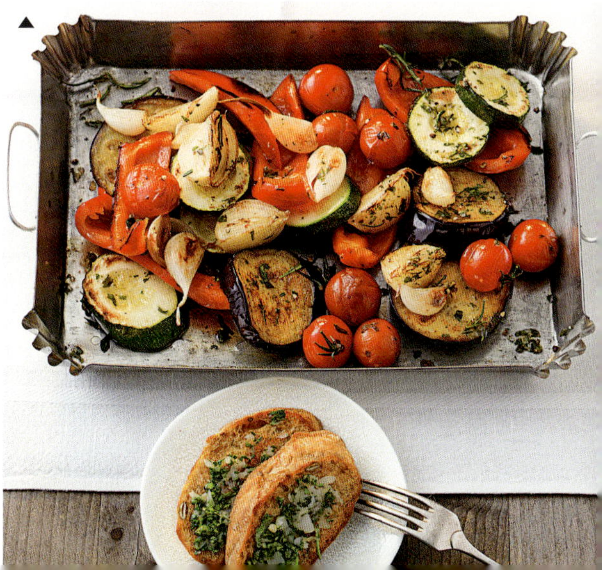

OFENGEMÜSE MIT KRÄUTERQUARKDIP

1000 g Gemüse (z. B. Karotten, Zucchini, Paprika) | 500 g kleine Kartoffeln (vorwiegend festkochend) | Meersalz | schwarzer Pfeffer | 2 EL Rapsöl | 40 g Sonnenblumenkerne | 20 g Sesamsamen | ½ EL Rosmarinnadeln

Für den Quarkdip

je 1 EL Petersilie und Schnittlauch | 250 g Magerquark | 50–75 ml Mineralwasser mit Kohlensäure | Meersalz | schwarzer Pfeffer

Für 4 Portionen

Pro Portion 367 kcal, 19 g E, 16 g F, 36 g KH, 13 g BS, 0,8 mg Chol, 0,8 g Alpha-Linolensäure

Wirkprinzip: Cholesterinrückresorption und Cholesterinausscheidung

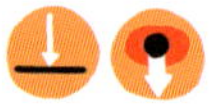

1 Ein Backblech mit Backpapier auslegen. Den Backofen auf 180 °C vorheizen.

2 Das Gemüse waschen, putzen und je nach Sorte schälen. In circa 1 cm dicke Scheiben beziehungsweise Streifen schneiden. Auf ⅔ des Backblechs verteilen. Die Kartoffeln gründlich waschen, halbieren und mit den Schnittseiten nach unten auf dem verbleibenden Drittel verteilen. Mit Salz und Pfeffer würzen.

3 Das Rapsöl gleichmäßig über das Gemüse und die Kartoffeln tröpfeln. Sonnenblumenkerne, Sesamsamen und Rosmarinnadeln darüberstreuen. Das Backblech in den heißen Ofen schieben und alles 20–25 Minuten garen.

4 Für den Quarkdip Petersilie und Schnittlauch waschen und abtrocknen. Petersilienblättchen abzupfen und fein hacken. Schnittlauch in Röllchen schneiden. Quark mit Mineralwasser glatt rühren, salzen und pfeffern; Kräuter zugeben. Mit dem Ofengemüse servieren.

▲

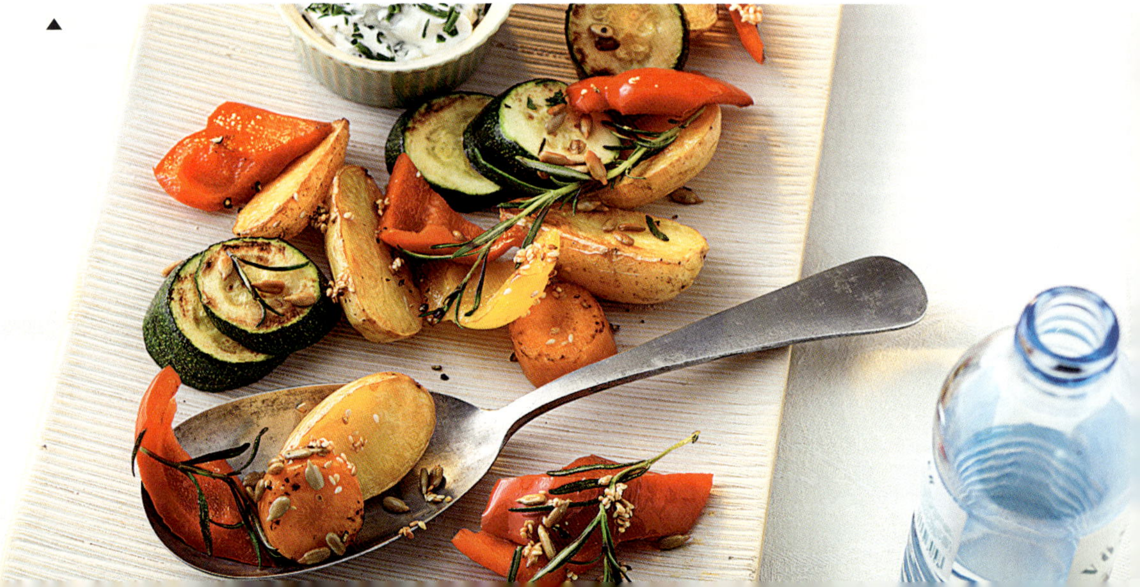

GRÜNKERNBRATLINGE

½ l Gemüsebrühe | 200 g Grünkern (geschrotet) | 2 Zwiebeln | 200 g Gemüse (je nach Saison, z. B. Möhren, Sellerie, Lauch, Weißkohl) | 3 EL Rapsöl | 2 Eier | 100 g Haferflocken | Meersalz | schwarzer Pfeffer | Currypulver | Kräuter der Saison (z. B. Petersilie, Oregano, Dill, Schnittlauch)

Für 4 Portionen
Pro Portion 442 kcal, 16 g E, 18 g F, 53 g KH, 8 g BS, 119 mg Chol, 1 g Alpha-Linolensäure

Wirkprinzip: Cholesterinstoffwechsel und Cholesterinrückresorption

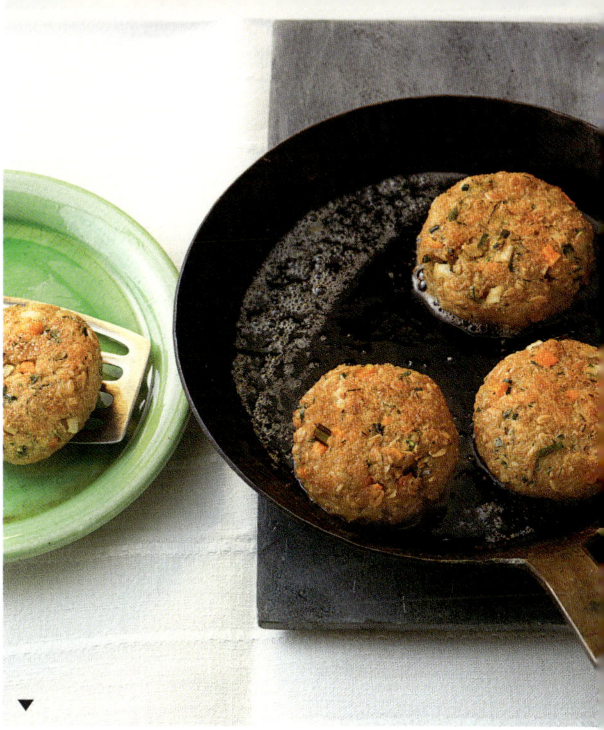

1 Gemüsebrühe aufkochen, Grünkern einrühren, einmal aufkochen und bei abgeschalteter Platte circa 30 Minuten ausquellen lassen.

INFO

SCHMACKHAFT UND GESUND

Grünkern ist unreif geernteter (daher »grüner«) Dinkel, stammt also aus der Weizenfamilie. Das Korn wird bei circa 120 °C getrocknet, wodurch es seinen besonderen Geschmack bekommt. Das Getreide enthält viele gesunde Ballaststoffe und ist ein guter Lieferant für Magnesium, Kalzium, Eisen, Niacin und Vitamin B_6.

2 Zwiebeln schälen und fein würfeln. Gemüse waschen, putzen und je nach Sorte klein würfeln oder raspeln. In 1 EL Rapsöl andünsten und unter den abgekühlten Grünkernbrei mischen.

3 Eier und Haferflocken unter die Masse rühren. Mit Salz, Pfeffer und Curry abschmecken. Kräuter dazugeben.

4 Aus der Masse mit feuchten Händen kleine Frikadellen formen. In einer beschichteten Pfanne im restlichen Rapsöl bei nicht zu starker Hitze goldbraun braten.

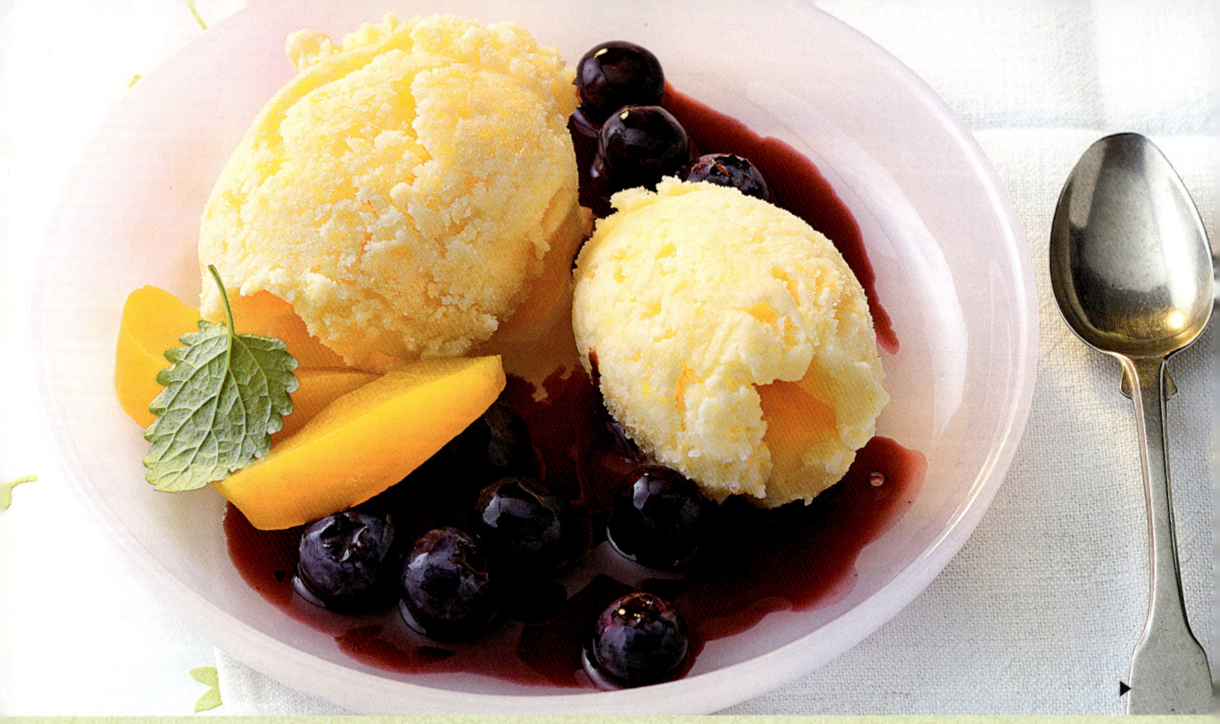

DESSERTS & GEBÄCK

Wenn Sie zu hohe Cholesterinwerte haben, heißt das noch lange nicht, dass Sie auf feine Desserts oder gar Gebäck verzichten müssen. Schließlich gibt es wieder viele kleine Helfer, wie die dunkle Zartbitterschokolade, aus der Sie zum Beispiel eine feine Mousse zaubern können. Beerenfrüchte sind eine tolle Ergänzung der Dessertrezepte, weil sie nicht nur viele Ballaststoffe enthalten, sondern obendrein noch sekundäre Pflanzenstoffe: Die blauen Farbstoffe Anthocyan und Polyphenole verhelfen zu besseren Blutfettwerten. Sogar Eier oder Sahne finden sich in manchen Rezepturen, wenn auch nur in sehr kleinen Mengen. Ab und zu sind eben auch cholesterinreiche Lebensmittel erlaubt. Ebenfalls sparsam sollten Sie mit Zucker umgehen, um die Triglyzeride nicht zu erhöhen. Probieren Sie in kleinen Mengen ruhig einmal auch Honig oder Agavendicksaft.

JOGHURTSORBET MIT HEIDELBEERSAUCE

175 g Zucker | 2 Pfirsiche | 200 g Joghurt (1,5 % Fett) | 75 g Magerquark | 200 g Heidelbeeren | 2 EL Honig | 2 EL Zitronensaft

Für 4 Portionen
Pro Portion 297 kcal, 4 g E, 1 g F, 64 g KH, 4 g BS, 3 mg Chol

Wirkprinzip: Cholesterinrückresorption und Cholesterinausscheidung

1 In einem Topf 225 ml Wasser erhitzen. Den Zucker darin auflösen und rund 2–3 Minuten köcheln. Abkühlen lassen.
2 Die Pfirsiche schälen, halbieren und entsteinen. Einen Pfirsich in Spalten schneiden und beiseitestellen. Den zweiten würfeln und pürieren. Püree mit Joghurt und Quark verrühren und unter die erkaltete Zuckerlösung heben.
3 Die Masse in eine Eismaschine füllen und rühren, bis sie fast fest ist. Alternativ die Masse in eine Schale füllen, in den Gefrierschrank stellen und alle 30 Minuten mit einem Schneebesen durchrühren. In beiden Fällen das Sorbet anschließend im Gefrierschrank erstarren lassen.
4 Die Heidelbeeren mit Honig und Zitronensaft in einem Topf leicht köcheln, bis sie etwas weich sind. Abkühlen lassen.
5 Das Sorbet mit Heidelbeersauce anrichten und mit Pfirsichspalten garnieren.

MANGO-PAPAYA-LASSI

1 reife Mango | 1 reife Papaya | 1 Vanilleschote | 2 EL Limettensaft | 2 TL Honig | 500 ml Buttermilch | 100 g Joghurt (1,5 % Fett) | 4 Minzezweiglein

Für 4 Portionen
Pro Portion 129 kcal, 6 g E, 2 g F, 21 g KH, 3 g BS, 5 mg Chol, 0,2 g Alpha-Linolensäure

Wirkprinzip: Cholesterinrückresorption und Cholesterinausscheidung

1 Mango und Papaya schälen. Die Mango längs vom Stein lösen und in Würfel schneiden. Die Papaya längs halbieren, die Kerne mit einem Löffel entfernen und das Fruchtfleisch ebenfalls würfeln. Die Vanilleschote längs halbieren und das Mark mit einem Messer herauskratzen.
2 Die Früchte pürieren. Limettensaft, Honig, Vanillemark, Buttermilch und Joghurt dazugeben und alles miteinander schaumig mixen.
3 Lassi auf vier große Gläser verteilen und mit Minzezweiglein garniert sofort servieren.

SCHOKOLADENMOUSSE MIT ERDBEERPÜREE

75 g Zartbitterschokolade (86 % Kakao) | 1 EL Rapsöl | 1 EL Walnussöl | 1 Ei | 1 Eiweiß | Meersalz | 20 g Puderzucker | 75 g Sahne

Für das Erdbeerpüree

250 g Erdbeeren | 1 EL Zucker

Für 4 Portionen

Pro Portion 259 kcal, 5 g E, 18 g F, 20 g KH, 3 g BS, 73 mg Chol, 0,6 g Alpha-Linolensäure

Wirkprinzip: Cholesterinstoffwechsel und Cholesterinausscheidung

1 Die Zartbitterschokolade zerbröckeln und über dem heißen Wasserbad auflösen. Raps- und Walnussöl unterrühren.

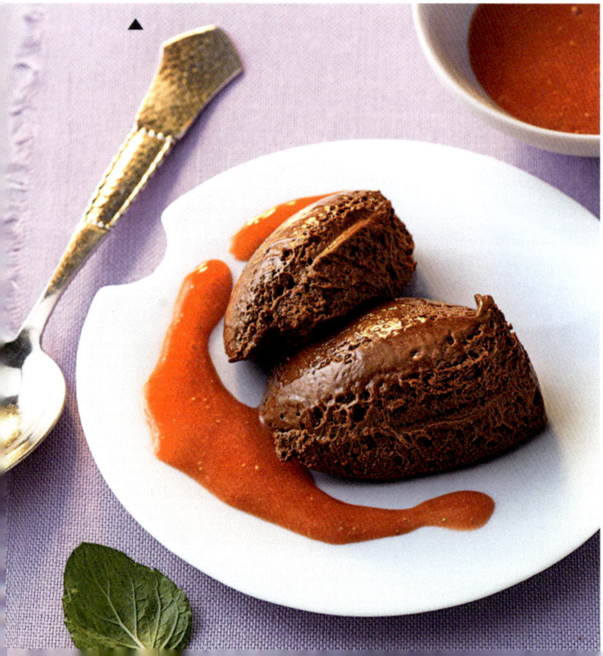

2 Das Ei trennen. Eiweiß mit einer Prise Salz zu sehr steifem Schnee schlagen. Eigelb mit Puderzucker schaumig rühren, bis sich der Zucker ganz aufgelöst hat. Die Schokolade-Öl-Creme unter das Eigelb ziehen. Sahne steif schlagen und unterheben. Zum Schluss den Eischnee unterziehen. Die Mousse mindestens 2 Stunden kalt stellen.

3 Für das Erdbeerpüree die Erdbeeren waschen und vorsichtig trocken tupfen. Die Blütenkelche entfernen, das Fruchtfleisch pürieren. Mit Zucker süßen. Mit einem Esslöffel Nocken von der Mousse abstechen (die Löffel zwischendurch in kaltes Wasser tauchen) und auf vier Dessertteller setzen. Mit Erdbeerpüree garnieren.

MELONEN-ANANAS-SALAT

80 g Zucker | 80 g weißer Sesam | 1 Honigmelone (ca. 400 g) | 1 Ananas (ca. 400 g) | 100 ml weißer Traubensaft | 1 EL Honig | Saft von 1 Zitrone

Für 4 Portionen

Pro Portion 330 kcal, 5 g E, 10 g F, 51 g KH, 4 g BS, 0 g Chol, 0,2 g Alpha-Linolensäure

Wirkprinzip: Cholesterinstoffwechsel und Cholesterinrückresorption

1 Ein Backblech mit einem Bogen Backpapier auslegen. 4 EL Wasser in einem Topf erhitzen, den Zucker zugeben und unter ständigem Rühren goldgelb karamellisieren.

2 Sesam unterrühren und kurz mitkaramellisieren, bis die Masse goldbraun ist. Alles auf das Blech streichen und auskühlen lassen.
3 Die Melone vierteln, die Kerne entfernen, das Fruchtfleisch aus der Schale schneiden und in circa 1,5–2 cm große Stücke schneiden. Ananas vierteln, die Schale und den inneren Strunk entfernen und das Fruchtfleisch würfeln. Ananas- und Melonenstücke in einer Schüssel mischen.
4 Traubensaft, Honig und Zitronensaft verrühren und über die Fruchtmischung geben. Den Fruchtsalat zugedeckt kurz durchziehen lassen.
5 Vier größere Stücke von dem Sesamkrokant abbrechen, den restlichen Krokant mit einem schweren, scharfen Messer fein hacken. Den Fruchtsalat in vier Dessertschälchen verteilen, den Fruchtkrokant darüberstreuen und je ein Krokantplätzchen darauflegen.

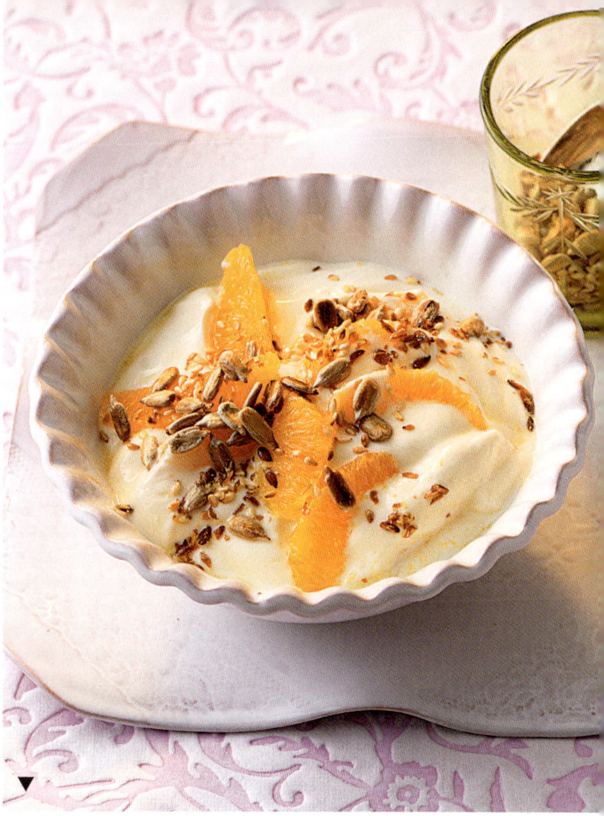

ORANGENQUARK MIT KÖRNERHAUBE

4 TL Sonnenblumenkerne | 4 TL Sesam | 4 TL geschroteter Leinsamen | 2 Orangen | 500 g Magerquark | 100 ml Orangensaft (frisch gepresst) | 3 TL Honig

Für 4 Portionen
Pro Portion 196 kcal, 21 g E, 5 g F, 15 g KH, 3 g BS, 1,3 mg Chol, 0,6 g Alpha-Linolensäure

Wirkprinzip: Cholesterinstoffwechsel und Cholesterinrückresorption

1 Sonnenblumenkerne, Sesam und Leinsamen in einer Pfanne ohne Fett kurz anrösten, auf einen Teller geben und abkühlen lassen.
2 Die Orangen so schälen, dass auch die weiße Innenhaut vollständig entfernt wird. Die einzelnen Fruchtfilets mit einem kleinen scharfen Messer auslösen. Dabei den austretenden Saft in einer Schüssel auffangen.
3 Quark in diese Schüssel geben und mit dem frisch gepressten sowie dem aufgefangenen Orangensaft glatt rühren. Mit Honig süßen und die Orangenfilets unterheben. Den Orangenquark in vier Dessertschälchen füllen und mit den gerösteten Samen und Kernen garnieren.

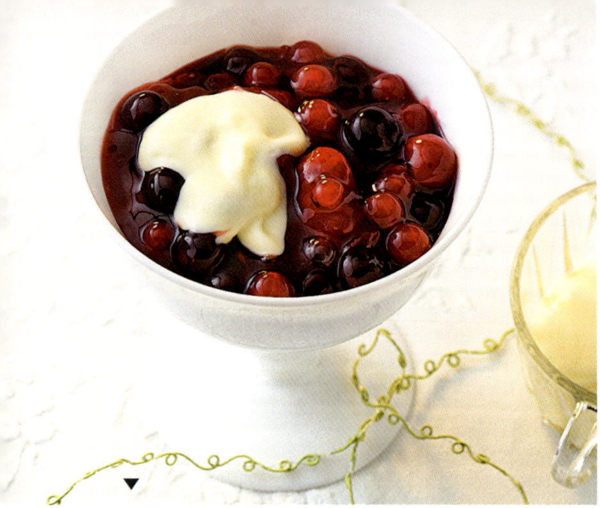

ROTE GRÜTZE MIT VANILLECREME

je 150 g Heidelbeeren, Himbeeren, Johannisbeeren und Sauerkirschen (frisch oder TK-Ware, ohne Zuckerzusatz) | 175 ml Sauerkirschsaft (ohne Zuckerzusatz; ersatzweise Sauerkirschen im Glas, ohne Zucker) | 75 g Zucker | 1 Päckchen Vanillepuddingpulver

Für die Vanillecreme

1 Vanilleschote | 200 ml Milch (1,5 % Fett) | 4 EL Zucker | 1/3 Päckchen Vanillepuddingpulver

Für 4 Portionen
Pro Portion 279 kcal, 2 g E, 2 g F, 62 g KH, 8 g BS, 2,5 mg Chol, 0,2 g Alpha-Linolensäure

Wirkprinzip: Cholesterinrückresorption und Cholesterinausscheidung

1 Für die Vanillecreme die Vanilleschote längs halbieren. Mark mit einem Messer herauskratzen und in die Milch geben. Zucker zufügen.

2 Von der Milch 4 EL abnehmen und das Vanillepuddingpulver damit anrühren. Restliche Milch aufkochen, das angerührte Pulver unterrühren, die Mischung noch einmal aufkochen und dann vom Herd nehmen.

3 Für die Grütze alle frischen Beeren waschen und verlesen. Sauerkirschen entsteinen und mit den Beeren in einen Topf geben. Vom Sauerkirschsaft 8 EL abnehmen, den Rest zu den Früchten geben. Zucker zufügen, alles umrühren und zum Kochen bringen.

4 Die 8 EL Sauerkirschsaft mit dem Vanillepuddingpulver anrühren. Sobald die Früchte kochen, dazugeben und so lange weiterkochen lassen, bis die Früchtemischung klar ist. Die rote Grütze etwas abkühlen lassen. Mit der Vanillecreme in Dessertschalen füllen und servieren.

INFO

GESUNDE FRÜCHTCHEN

Alle Beeren sind nicht nur wahre Vitaminbomben, sondern zudem reich an Mineralstoffen wie Kalium, Kalzium und Magnesium. Außerdem verhelfen Ballaststoffe und sekundäre Pflanzenstoffe wie die blauen Farbstoffe zu besseren Blutfettwerten. Und: Beeren haben kaum Kalorien!

SCHOKOPFANNKUCHEN MIT MANGOMOUSSE

200 ml Milch (1,5 % Fett) | 50 ml Mineralwasser | 40 g Zucker | 2 Eier | 1 EL Walnussöl | 90 g Mehl | 35 g Kakaopulver | 1 EL Margarine | 4 Minzezweiglein

Für die Füllung

100 ml Maracujasaft | Saft von 1 Limette | 4 Blatt weiße Gelatine | 2 reife Mangos (ca. 400 g) | 60 g Puderzucker | 3 Eiweiß

Für 4 Portionen
Pro Portion 420 kcal, 15 g E, 13 g F, 57 g KH, 6 g BS, 102 mg Chol, 0,5 g Alpha-Linolensäure

Wirkprinzip: Cholesterinstoffwechsel und Cholesterinrückresorption

1 40 ml Maracujasaft mit dem Limettensaft erwärmen, die Gelatine in kaltem Wasser einweichen, ausdrücken und im Saft auflösen.

2 Mangos schälen. Fruchtfleisch vom Kern lösen und würfeln. Mit dem restlichen Maracujasaft und 25 g Puderzucker mischen; die Hälfte davon beiseitestellen, den Rest pürieren. Die Gelatine-Fruchtsaft-Mischung unter das Mangopüree ziehen. Eiweiß mit restlichem Puderzucker zu steifem Schnee schlagen und unterheben. Kalt stellen.

3 Für den Pfannkuchenteig alle Zutaten bis auf Margarine und Minze glatt rühren. In einer beschichteten Pfanne mit jeweils ½ TL Margarine vier Pfannkuchen backen.

4 Wenn die Pfannkuchen abgekühlt sind, die Mangomousse mit einem Spritzbeutel als Streifen in der Mitte der Pfannkuchen platzieren. Pfannkuchen aufrollen und schräg halbieren. Mit Mangokompott und Minze anrichten.

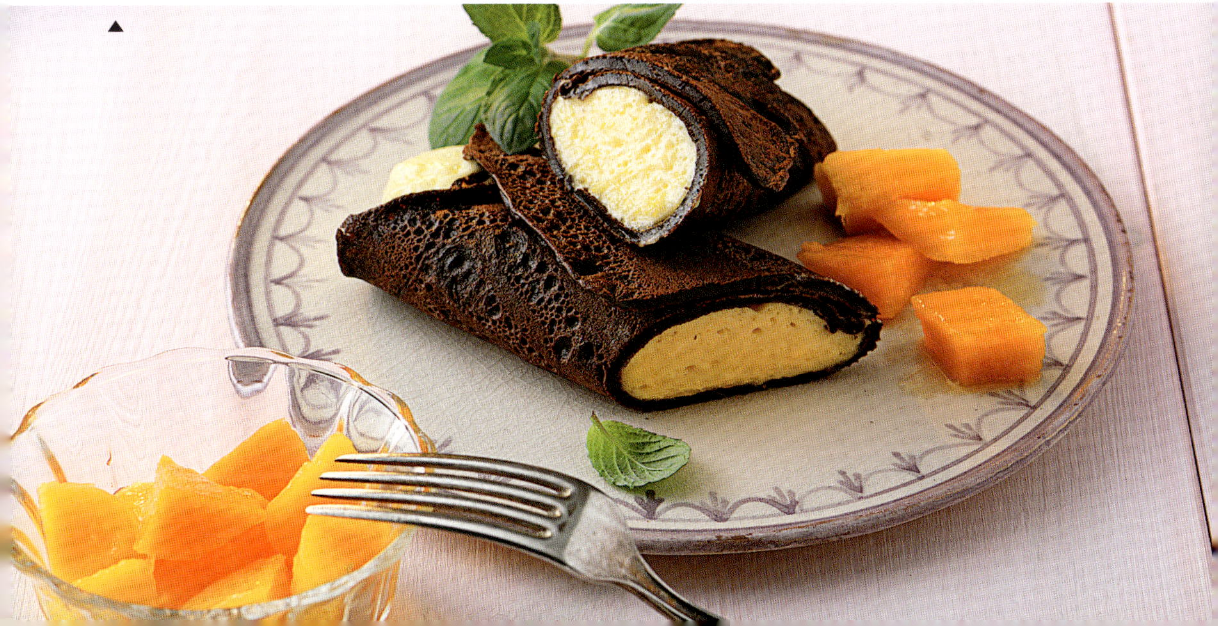

HONIGMOUSSE MIT HIMBEERGELEE

2 Blatt weiße Gelatine | 600 g Ziegenmilchjoghurt (fettreduziert; alternativ Schafsmilchjoghurt) | 4 EL Honig | 1 Vanilleschote | 2 Eiweiß | 4 Minzezweiglein

Für das Himbeergelee

5 Blatt Gelatine (rot oder weiß) | 500 g Himbeeren (frisch oder TK-Ware) | 100 g Zucker | 2 cl Orangenlikör

Für 4 Portionen

Pro Portion 315 kcal, 13 g E, 6 g F, 46 g KH, 9 g BS, 21 mg Chol, 0,2 g Alpha-Linolensäure

Wirkprinzip: Cholesterinstoffwechsel und Cholesterinrückresorption

1 Für das Himbeergelee die Gelatine in kaltem Wasser einweichen. Die Himbeeren säubern und verlesen beziehungsweise auftauen lassen. 100 g schöne Beeren beiseitestellen.

2 Restliche Himbeeren mit Zucker und Orangenlikör erwärmen, bis sich der Zucker vollständig aufgelöst hat. Die Mischung durch ein feines Sieb streichen, um die Himbeerkernchen zu entfernen. Nochmals alles zurück in den Topf geben und ein wenig erwärmen.

3 Die Gelatine ausdrücken und unter Rühren im warmen Himbeerpüree auflösen. Das Püree in vier Dessertgläser füllen und im Kühlschrank fest werden lassen.

4 Für die Honigmousse die Gelatine in Wasser einweichen. Den Joghurt in einer Schüssel mit dem Honig verrühren. Die Vanilleschote halbieren, das Mark herauskratzen und ebenfalls unter den Joghurt rühren.

5 Die Gelatine in einem kleinen Topf unter ständigem Rühren vorsichtig erwärmen, bis sie sich ganz aufgelöst hat. 2–3 EL Joghurtcreme einrühren. Diese Mischung anschließend in die restliche Joghurtcreme rühren.

6 Eiweiß zu sehr steifem Schnee schlagen und vorsichtig unter die Joghurtcreme ziehen. Die Gläser mit dem Himbeergelee aus dem Kühlschrank nehmen und die Joghurt-Honig-Mousse vorsichtig daraufgeben.

7 Die Mousse für weitere 2 Stunden in den Kühlschrank stellen. Vor dem Servieren mit den restlichen Himbeeren und der Minze garnieren.

TIPP

DAS PASST DAZU

Zu dieser Joghurt-Honig-Mousse passt ebenso wunderbar ein Erdbeergelee oder ein Gelee aus Mango und Passionsfrucht. Tauschen Sie lediglich die Fruchtzutat entsprechend der Rezeptangaben aus. Da Orangenlikör nicht zu allen Früchten gleich gut passt, ersetzen Sie ihn entweder durch entsprechenden Fruchtsaft oder auch durch Calvados.

SCHOKOLADENKUCHEN MIT FRUCHTPÜREE

175 g Zartbitterschokolade (70 oder 86 % Kakao) | 75 g Margarine | 2 Eier | 50 ml Milch (1,5 % Fett) | ½ Fläschchen Buttervanillearoma | 2 cl Rum | Meersalz | 100 g Zucker | 100 g Mehl | 1 TL Backpulver | 100 g Walnüsse | 3 EL Puderzucker oder Kakao

Für das Fruchtpüree

1,8 kg Früchte (z. B. Birnen, Stachelbeeren oder Mango) | 3–6 EL Zucker | 3 TL Vanillezucker

Für 1 Springform/12 Stück

Pro Portion 284 kcal, 5 g E, 16 g F, 28 g KH, 4 g BS, 40 mg Chol, 0,6 g Alpha-Linolensäure

Wirkprinzip: Cholesterinstoffwechsel und Cholesterinrückresorption

1 Den Backofen auf 175 °C vorheizen. Währenddessen die Zartbitterschokolade über dem heißen Wasserbad schmelzen, Margarine zugeben und ebenfalls schmelzen. Beides gut miteinander verrühren.

2 Die Eier trennen. Eigelb, Milch, Buttervanillearoma und Rum in die weiche Schokoladenmasse rühren und alles gut aufschlagen. Das Eiweiß mit einer Prise Salz zu steifem Schnee schlagen, den Zucker langsam einrieseln lassen und ebenfalls unterschlagen.

3 Mehl mit Backpulver mischen. Die Mischung und den Eischnee nacheinander vorsichtig unter die Schokoladenmasse heben. Walnüsse hacken und ebenfalls unterheben. Eine Springform fetten, die Masse einfüllen und im heißen Ofen 35 Minuten backen. Den Kuchen in der Form abkühlen lassen, auslösen und mit Puderzucker oder Kakao bestäuben.

4 Für das Fruchtpüree die Früchte waschen; je nach Fruchtart schälen, entkernen und in Würfel schneiden. Das Fruchtfleisch mit dem Mixstab pürieren und nach Geschmack mit Zucker und Vanillezucker süßen. Zu jedem Stück Schokoladenkuchen einen Klecks davon servieren.

▲

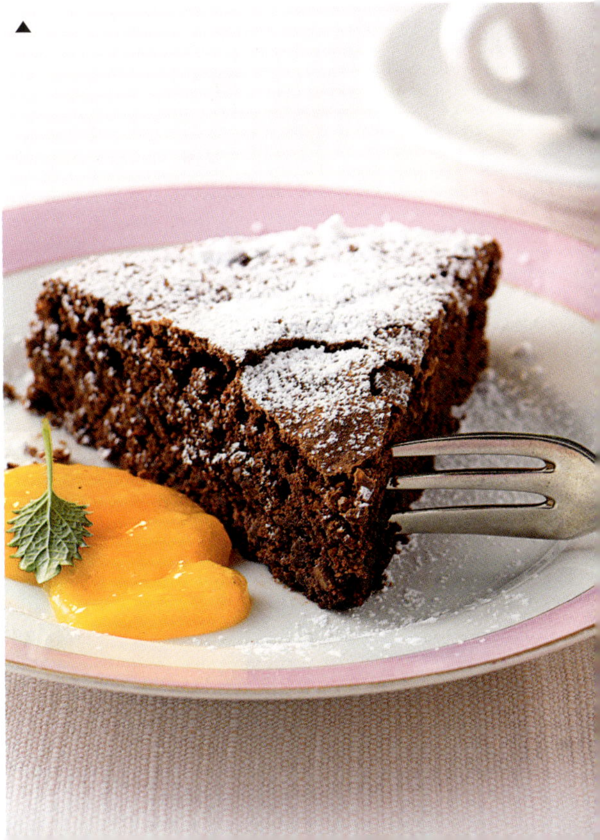

Glossar

Adipositas
Starkes Übergewicht, auch »Fettleibigkeit« genannt (lat. »adeps« = Fett). Je nach Ausprägung wird Adipositas in drei Schweregrade unterteilt. Als fettleibig gelten Frauen und Männer mit einem ›› BMI von ≥ 30 kg/m² (Schweregrad I). Der Schweregrad II liegt bei 35–39,9 kg/m², der Schweregrad III bei ≥ 40 kg/m².

Adventitia
Äußere Schicht großer und kleinerer ›› Arterien. Sie dient der Verankerung der Blutgefäße in ihrer Umgebung.

Alpha-Linolensäure
Oftmals auch einfach »Linolensäure« genannt. Es handelt sich um eine dreifach ungesättigte Fettsäure, die zu den ›› Omega-3-Fettsäuren zählt. Alpha-Linolensäure hat eine senkende Wirkung auf das ›› LDL sowie die ›› Triglyzeride. Gleichzeitig erhöht sie das gesunde ›› HDL.

Angina pectoris
Minderdurchblutung der ›› Herzkranzgefäße, die mit krampfartigen Schmerzen in der Brust einhergeht (»Brustenge«). Kann Zeichen einer koronaren Herzkrankheit sein.

Antioxidanzien
Verhindern die ›› Oxidation empfindlicher Moleküle.

Aorta
»Hauptschlagader« oder auch »große Körperschlagader« genannt. Geht direkt vom linken Herzen weg.

Arterien
Zusammen mit den ›› Venen bilden die Arterien das Gefäßsystem des Körpers. Sie transportieren vom Herzen aus sauerstoff- und nährstoffreiches Blut in alle Gewebe und Organe des Körpers.

Arteriolen
Kleinste Blutgefäße, die in die ›› Kapillaren übergehen.

Arteriosklerose
Umgangssprachlich auch »Arterienverkalkung«. Durch Cholesterinablagerungen und dadurch bedingte Vernarbungen sowie Risse in der ›› Intima kommt es zu Veränderungen in der Gefäßwand und zu Kalkablagerungen. Je weiter die Arteriosklerose fortschreitet, desto weniger kann das Blut ungehindert durch die ›› Arterien fließen. Eine Durchblutungsstörung und damit eine Mangelversorgung des dahinterliegenden Gewebes ist die Folge.

Ballaststoffe
Für den Körper nicht verwertbare Kohlenhydrate, die nicht von ›› Enzymen gespalten werden und nahezu unverändert in den Dickdarm gelangen.

Biosynthese
Aufbau komplexer organischer Substanzen wie ›› Cholesterin im lebenden Organismus.

BMI
Gängige Abkürzung für »Body-Mass-Index«; auch als »Körpermasseindex« bezeichnet. Mit der Formel »Körpergewicht in Kilo, geteilt durch die zum Quadrat erhobene Körpergröße in Metern« wird der BMI errechnet. So lässt sich die Körpermasse eines Menschen berechnen.

Cholesterin
Lebenswichtiges Fett, das der Körper zu zwei Dritteln selbst bildet und zu einem Drittel über die Nahrung aufnimmt (›› Gesamtcholesterin).

Cholesterinsynthese
Wichtiger Teil des Cholesterinstoffwechsels. Findet in allen Körperzellen, vor allem aber in Leber und Darm statt.

Chylomikronen
Fettpartikel, die dem Transport von ›› Cholesterin und ›› Triglyzeriden im Fettstoffwechsel dienen.

Diabetes mellitus
Stoffwechselkrankheit mit chronischer Erhöhung des Blutzuckerspiegels. Unbehandelt führt diese zu Schäden an den Blutgefäßen vor allem des Herzens, der Nieren, der Nerven und der Augen. Besonders häufig kommt Diabetes mellitus Typ 2 vor. Bei diesem reagieren die Zellen des Körpers nicht mehr ausreichend auf das Hormon Insulin.

Docosahexaensäure
Mehrfach ›› ungesättigte Fettsäure aus der Gruppe der ›› Omega-3-Fettsäuren; Bestandteil des Öls von fetten Meeresfischen, wie zum Beispiel Lachs, Makrele, Hering oder Sardine.

Eicosapentaensäure
Mehrfach ›› ungesättigte Fettsäure aus der Gruppe der ›› Omega-3-Fettsäuren; Bestandteil des Fischöls.

Endothelschicht
Hauchdünne, glatte Zellschicht, welche die Gefäßinnenwände auskleidet.

Enzym
Eiweißmolekül, das ähnlich einem Katalysator biologische Prozesse wie Spaltungen und Verknüpfungen durchführt und beschleunigt.

Fettsäuren, gesättigte
Stellt der Körper bei Bedarf selbst her. Gesättigte Fettsäuren kommen vor allem in tierischen Lebensmitteln und Fertigprodukten vor. Da sie bei einem Übermaß den ›› Cholesterinspiegel im Blut erhöhen, fördern sie die Ablagerungen von ›› LDL an den Wänden der Blutgefäße und wirken so bei der Entstehung von ›› Arteriosklerose mit.

Fettsäuren, ungesättigte
Wirken sich im Unterschied zu den ›› gesättigten Fettsäuren positiv auf die Blutfettwerte aus. Unterschieden wird in einfach und mehrfach ungesättigte Fettsäuren. Erstere kann der Körper aus anderen Fetten selbst herstellen, die mehrfach ungesättigten hingegen nicht. Sie sind jedoch lebensnotwendig (»essenziell«) und müssen mit der Nahrung aufgenommen werden. Zu den mehrfach ungesättigten Fettsäuren zählen ›› Omega-3- und ›› Omega-6-Fettsäuren.

Fettstoffwechselstörung, primäre
Vererbte Fettstoffwechselstörung.

Fettstoffwechselstörung, sekundäre
Erworbene Störung des Fettstoffwechsels. Typische Ursachen sind eine zu fettreiche Ernährung, übermäßiger Alkoholkonsum und Übergewicht. Aber auch bei ›› Diabetes mellitus und beim ›› Metabolischen Syndrom treten vermehrt sekundäre Fettstoffwechselstörungen auf.

Flavonoide
›› Sekundäre Pflanzenstoffe, die helfen, ›› Cholesterin im Darm zu binden, sowie mit antioxidativer und damit zellschützender Wirkung.

Gallensäuren
In der Leber produzierte Abkömmlinge des ›› Cholesterins. Sie sind entscheidend bei der ›› Resorption von mit der Nahrung aufgenommenen Fetten beteiligt.

Gesamtcholesterin
Hiermit ist die Summe des in allen Transportpartikeln, den ›› Lipoproteinen, enthaltenen Blutcholesterins gemeint. Man unterscheidet in ›› HDL, ›› LDL und ›› VLDL.

Glukose
Traubenzucker

HDL-Cholesterin
High-density-Lipoprotein = Lipoprotein mit hoher Dichte; Unterart des ›› Gesamtcholesterins. Auch als »gutes« Cholesterin bezeichnet, da es vor ›› Arteriosklerose schützt.

Herzinfarkt
Wird verursacht durch den Verschluss eines ›› Herzkranzgefäßes. Wird der dadurch bedingte Sauerstoff- und Nährstoffmangel nicht innerhalb weniger Stunden behoben, stirbt ein Teil des Herzmuskels ab (Myokardinfarkt). Hauptursache für einen Infarkt ist die koronare Herzerkrankung (›› KHK).

Herzkranzgefäße
Die Herzkranzgefäße, auch »Koronararterien« genannt, liegen kranzförmig um das Herz und versorgen es mit Sauerstoff und Nährstoffen. Die ›› Arteriosklerose der Herzkranzgefäße heißt Koronarsklerose.

Hormone
Signal- und Botenmoleküle, die von den hormonbildenden Zellen ins umliegende Gewebe und die Blutbahn abgegeben werden und verschiedene Körperfunktionen regulieren.

Hypercholesterinämie
Bedeutet wörtlich übersetzt: »zu viel ›› Cholesterin im Blut«.

Hypercholesterinämie, primäre
Fettstoffwechselstörung, bei der vorwiegend das ›› LDL-Cholesterin erhöht ist.

Hyperlipidämie, gemischte
Fettstoffwechselstörung, bei der ›› Gesamtcholesterin und ›› Triglyzeride und damit auch ›› LDL-Cholesterin und ›› VLDL-Cholesterin erhöht sind, das ›› HDL-Cholesterin aber oft zu niedrig ist.

Hypertonie
Bluthochdruck. In der Regel handelt es sich um eine arterielle Hypertonie, bei der der Druck des Blutes im Körperkreislauf erhöht ist. Besteht die Hypertonie viele Jahre, schädigt das die Gefäßwände.

Hypertriglyzeridämie, primäre
Fettstoffwechselstörung, bei der ›› Triglyzeride, ›› VLDL-Cholesterin und/oder ›› Chylomikronen erhöht sind.

Hypo-Alpha-Lipoproteinämie, isolierte
Fettstoffwechselstörung, bei der nur das ›› HDL-Cholesterin zu niedrig ist.

Hypothyreose
Fachausdruck für die Unterfunktion der Schilddrüse.

Insulin
In der Bauchspeicheldrüse produziertes ›› Hormon, das hilft, den Zucker aus dem Blut möglichst schnell in die Zellen zu pumpen.

Insulinresistenz
Verminderte oder aufgehobene Wirkung des ›› Insulins in den Zellen.

Intima
Sehr dünne, glatte Innenwand der ›› Arterien.

Kapillaren
Die kleinsten, haarfeinen Verästelungen der Blutgefäße, die für den Stoffaustausch im Gewebe sorgen.

KHK
Abkürzung für eine koronare Herzkrankheit, die Erkrankung der ›› Herzkranzgefäße.

LDL-Cholesterin
Low-density-Lipoprotein = Lipoprotein mit niedriger Dichte. Gehört zum ›› Gesamtcholesterin und wird auch als »schlechtes« Cholesterin bezeichnet, da es sich bei einer dauerhaften Erhöhung an den Gefäßwänden ablagert.

Linolensäure
›› Alpha-Linolensäure

Lipide
Fette, zu denen unter anderem ›› Cholesterin zählt.

Lipidsenker
Medikamente zur Senkung der Blutfettwerte.

Lipoproteine
Eiweiß-Fett-Partikel, die dem Transport des ›› Cholesterins sowie der ›› Triglyzeride dienen. Zu ihnen zählen ›› HDL, ›› LDL und ›› VLDL.

Makroangiopathie
Schädigung der großen, mittleren und kleineren ›› Arterien.

Makrophagen
Fresszellen, die zur körpereigenen Abwehr gehören.

MCT-Fette
Fette mit Fettsäuren mittlerer Kettenlänge (Mittelkettige Triglyzeride), die vom Darm unabhängig von Gallensäuren und fettspaltenden Enzymen aufgenommen werden und so auf direktem Wege zur Leber gelangen, wo sie als Energiequelle genutzt werden.
MCT-Fette haben zwar im Vergleich zu den üblichen Fetten einen um rund 10 Prozent niedrigeren Kaloriengehalt, führen aber bei dauerhaftem Einsatz zu Nebenwirkungen wie Völlegefühl, Sodbrennen, Erbrechen und Durchfall.

Media
Die mittlere Schicht großer und kleinerer ›› Arterien. Besteht aus kräftigem Muskelgewebe und elastischen Bindegewebsfasern, die für die Elastizität der Gefäßwände sorgen.

Metabolisches Syndrom
Gleichzeitiges Auftreten von Bluthochdruck, erhöhten Blutfettwerten, Übergewicht und Störung im Zuckerstoffwechsel (oder mindestens drei davon). Das Metabolische Syndrom wird auch als »tödliches Quartett« bezeichnet. Das Metabolische Syndrom gilt als wesentliches Risiko für die Entstehung eines ›› Diabetes mellitus.

Mikroangiopathie
Schädigung der kleinsten (kapillaren) Blutgefäße.

Neutralfette
›› Triglyzeride

Omega-3-Fettsäuren
Lebenswichtige (essenzielle) Fettsäuren, die sich günstig auf den ›› HDL-Cholesterinspiegel auswirken. Sie sind vor allem in fettem Seefisch enthalten, außerdem in Lein-, Raps- und Walnussöl. In Pflanzen ist Omega-3-Fettsäure als Vorstufe (›› Alpha-Linolensäure) enthalten.

Omega-6-Fettsäuren
Mehrfach ›› ungesättigte Fettsäuren. Reich daran sind beispielsweise Sonnenblumen-, Distel- und Weizenkeimöl. Sie sind zwar essenziell, aber in der Regel verzehren wir zu viel davon. Dies kann entzündliche Prozesse fördern. Verwenden Sie daher lieber die im Buch genannten Öle. Sie enthalten die herzgesunden ›› Omega-3-Fettsäuren.

PAVK
Abkürzung für »periphere arterielle Verschlusskrankheit«; betrifft in der Regel die Beine, selten die Arme. Die Durchblutungsstörung wird durch eine arteriosklerotische Verengung der Beinarterien hervorgerufen (›› Arteriosklerose). Da die Betroffenen durch den Sauerstoffmangel und die damit verbundenen krampfartigen Schmerzen beim Gehen häufig stehen bleiben müssen, wird PAVK im Volksmund auch als Schaufensterkrankheit bezeichnet.

Permeabilität
Durchlässigkeit von Zellwänden für Flüssigkeit, Nährstoffe und andere Substanzen.

Phytosterine
Cholesterinähnliche Substanzen, die zu den ›› Sekundären Pflanzenstoffen zählen. Den Phytosterinen wird eine cholesterinsenkende Wirkung zugeschrieben.

Resorption
Stoffaufnahme im Körper, beispielsweise bei der Verdauung über die Darmwand.

Saponine
Zählen zu den sekundären Pflanzenstoffen. Sie bilden stabile Schäume (lat. »sapo« = Seife) und helfen damit, im Darm ›› Cholesterin zu binden.

Schlaganfall
Auch als »Hirnschlag« bezeichnete Minderdurchblutung des Gehirns. Die Ursachen hierfür sind unterschiedlich. Häufig ist der lebensgefährliche Schlaganfall jedoch die direkte Folge einer arteriosklerotisch bedingten Veränderung der Blutgefäße (›› Arteriosklerose).

Sekundäre Pflanzenstoffe
Hierunter versteht man rund 60 000 bis 100 000 Stoffe, die ausschließlich in Pflanzen vorkommen. Es handelt sich dabei um etliche sehr unterschiedliche Substanzen mit den verschiedensten Aufgaben. So dienen sie beispielsweise als Bitter-, Duft- und Farbstoffe oder sie wehren Krankheiten und Schädlinge ab. Einige von ihnen wie beispielsweise die ›› Flavonoide und ›› Phytosterine haben beim Menschen eine wissenschaftlich erwiesene gesundheitsfördernde Wirkung.

Statine
Substanzen, die in Medikamenten zur Senkung der Blutfettwerte eingesetzt werden.

Transfettsäuren
Kommen vor allem in industriell gefertigter Nahrung vor, die mit gehärteten pflanzlichen Fetten hergestellt wurden, sowie besonders in den weißen Brat- und Backfetten, manchmal auch in Margarine. Transfettsäuren erhöhen den ›› LDL-Cholesterinspiegel und wirken zugleich senkend auf das ›› HDL im Blut. Damit begünstigen sie die Entstehung einer ›› Arteriosklerose.

Thrombose
Gefäßerkrankung mit Bildung von Blutgerinnseln.

Thrombozyten
Hierbei handelt es sich um Blutplättchen, die kleinsten Zellen des Blutes. Thrombozyten sind ein wesentlicher Faktor bei der Blutgerinnung: Im Fall einer Verletzung haften sie an dem umliegenden Gewebe sowie aneinander an, um das verletzte Gewebe zu verschließen.

Triglyzeride
Sogenannte Neutralfette, die nicht nur in der Leber hergestellt, sondern auch mit der Nahrung aufgenommen werden. Sie stecken sowohl in »sichtbarem« Fett, wie etwa beim Schinkenspeck, als auch in allem, was ›› gesättigte Fettsäuren enthält, wie Butter, Sahne und Käse.

Venen
Blutgefäße, die das Blut zum Herzen hinführen und mit den ›› Arterien den Blutkreislauf bilden. Die Venen des Körperkreislaufs transportieren sauerstoffarmes Blut, die des Lungenkreislaufs dagegen sauerstoffreiches.

VLDL-Cholesterin
Very-low-density-Lipoprotein = Lipoprotein mit sehr niedriger Dichte. Wie ›› HDL- und ›› LDL-Cholesterin eine Unter-

art des ›› Gesamtcholesterins. Wird zusammen mit den ›› Triglyzeriden in der Leber auf Transportpartikel verpackt und zirkuliert mit diesen im Blut. Ist bei erhöhten Triglyzeriden ebenfalls erhöht.

Waist-to-Hip-Ratio

Abgekürzt »WHR«. Mit der WHR wird das Verhältnis von Taille zu Hüfte berechnet (Formel: Taille in cm : Hüftumfang in cm). Das Ergebnis lässt beispielsweise Rückschlüsse über die Höhe des Risikos zu, einen Herzinfarkt zu erleiden oder an einem ›› Diabetes mellitus Typ 2 zu erkranken. Das gesundheitliche Risiko steigt bei Frauen ab einem WHR-Wert von 0,85, bei Männern ab einem Wert von 1.

Zerebralsklerose

Bezeichnung für schwere Durchblutungsstörungen des Gehirns (lat. »cerebrum« = Gehirn). Ursache hierfür sind meist arteriosklerotische Veränderungen in den Blutgefäßen (›› Arteriosklerose).

INFO

KÜCHEN-KNOW-HOW

Die folgenden Angaben beziehen sich auf den Rezeptteil ab Seite 65.

Mengenangaben:

- EL = Esslöffel
- TL = Teelöffel
- Msp. = Messerspitze
- l = Liter
- ml = Milliliter
- g = Gramm
- max. = maximal
- cm = Zentimeter

Nährwertangaben:

- Kcal = Kilokalorien
- E = Eiweiß in Gramm (4 kcal/g)
- F = Fett in Gramm (9 kcal/g)
- KH = Kohlenhydrate in Gramm (4 kcal/g)
- BS = Ballaststoffe in Gramm
- Chol = Cholesterin in Milligramm
- Alpha-Linolensäure = Alpha-Linolensäure in Gramm
- Eicos = Eicosapentaensäure in Gramm
- Docos = Docosahexaensäure in Gramm

Temperaturangaben:

Die Gradangaben beziehen sich auf einen Elektroherd. Entsprechend sind sie umzurechnen.

- Umluft = Ofentemperatur minus circa 10 Prozent (Beispiel: 180 °C Elektro entspricht 160 °C Umluft)
- Gas = Stufe 1–2 entspricht 150–175 °C E-Herd
  Stufe 2 entspricht 180 °C E-Herd
  2–3 entspricht 190 °C E-Herd
  Stufe 3 entspricht 200 °C E-Herd

Bücher, die weiterhelfen

Blech, Jörg:
Heilen mit Bewegung.
Fischer Taschenbuch Verlag, Frankfurt/Main
Gut begründete Ermunterung, in Bewegung zu kommen.

Hofele, Karin:
Richtig einkaufen – Cholesterin.
Trias Verlag, Stuttgart
Bewertung von über 800 gebräuchlichen Lebensmitteln und Fertigprodukten.

Schickinger, Dr. Jürgen:
Herz und Kreislauf. Was Sie für Ihre Herzgesundheit tun können.
Stiftung Warentest, Berlin
Wie lassen sich die Risiken für Herz und Kreislauf erkennen und welche Behandlungsmöglichkeiten gibt es? Extrakapitel zu Besonderheiten bei Frauen.

Schmiedel, Dr. Volker:
Cholesterin. Endlich Klartext.
Trias Verlag, Stuttgart
Über den alltäglichen Umgang mit Cholesterin. Guter Überblick, welche Nahrungsmittel wirklich schaden können.

AUS DEM GRÄFE UND UNZER VERLAG

Betz, Andrea:
GU Kompass – Die richtige Ernährung bei Bluthochdruck, Übergewicht, Diabetes, Gicht, Cholesterin.
Alle grundlegenden Informationen zum Metabolischen Syndrom. Tabelle mit rund 1500 Lebensmitteln nach dem Ampelprinzip bewertet.

Bohlmann, Friedrich:
Gesund essen – Cholesterin im Griff.
100 leichte Genussrezepte.

Bopp, Annette/ Breitkreuz, Dr. Thomas:
Bluthochdruck senken.
Für jeden Bluthochdrucktyp das passende Programm.

Elmadfa, Prof. Dr. Ibrahim u. a.:
Die große GU Nährwert-Kalorien-Tabelle.
Alle wichtigen Inhaltsstoffe von Lebensmitteln.

Elmadfa, Prof. Dr. Ibrahim u. a.:
GU Kompass Nährwerte.
Die Nährwerttabellen berücksichtigen die aktuellen Referenzwerte der Deutschen Gesellschaft für Ernährung zur Nährstoffzufuhr.

Elmadfa, Prof. Dr. Ibrahim/ Meyer, Dr. Alexa Leonie:
Kalorien im Griff.
Kalorien- und Nährwertangaben für über 3000 Lebensmittel und Spezialtabellen u. a. zu Fettsäuren und Fettqualität.

Fritzsche, Doris:
GU Kompass Diabetes.
Ausführliche Tabellen mit allen wichtigen Werten – neuen Kohlenhydrateinheiten und alten Broteinheiten. Inklusive praktischer Kohlenhydrataustauschtabelle mit Angaben zu Kalorien und Ballaststoffen.

Hederer, Markus:
Laufen statt Diät.
Abnehmen durch gezieltes Lauftraining, kombiniert mit Kräftigungsübungen und gesunder Ernährung.

Pospisil, Edita:
GU Kompass Cholesterin.
Die umfangreichen Tabellen nennen Fett-, Cholesterin- und Ballaststoffgehalt der gängigsten Lebensmittel.

Pospisil, Edita/ Ilies, Angelika/Muliar, Doris:
Cholesterinspiegel senken.
Über 170 Rezepte sowie viele praktische Küchentipps rund ums Kochen und Backen.

Adressen, die weiterhelfen

aid infodienst Ernährung, Landwirtschaft, Verbraucherschutz e.V.
Heilsbachstr. 16
53123 Bonn
www.aid.de
Basiswissen rund um die Ernährung.

Bundeszentrale für gesundheitliche Aufklärung (BZgA)
Ostmerheimer Str. 220
51109 Köln
www.bzga.de
Ziel der BZgA ist die Gesundheitsvorsorge und -erhaltung. Hier erhalten Sie auch Informationen zu Ernährung, Bewegung, Stressbewältigung.

Deutsche Adipositas-Gesellschaft e.V.
Fraunhoferstr. 5
82152 Martinsried
www.adipositas-gesellschaft.de
Informationen zum Gesundheitsrisiko Übergewicht.

Deutscher Diabetiker Bund e.V. (DDB)
Goethestr. 27
34119 Kassel
www.diabetikerbund.de
Größte Selbsthilfeorganisation von und für Diabetiker.

Deutsche Gesellschaft für Ernährung e.V. (DGE)
Godesberger Allee 18
D-53175 Bonn
www.dge.de
Informationen zu neuen Erkenntnissen und Entwicklungen in der Ernährung sowie Empfehlungen zur vollwertigen Ernährung.

Deutsche Gesellschaft zur Bekämpfung von Fettstoffwechselstörungen und ihren Folgeerkrankungen DGFF (Lipid-Liga) e.V.
Bunsenstr. 5
82152 Planegg
www.lipid-liga.de
Unabhängige Gesellschaft zur Bekämpfung von Fettstoffwechselstörungen und ihren Folgeerkrankungen.

Deutsche Herzstiftung e.V.
Vogtstr. 50
60322 Frankfurt am Main
www.herzstiftung.de
Umfassende Aufklärung über Herzkrankheiten und ihre Risikofaktoren.

Deutsche Hochdruckliga e.V. (DHL)
Berliner Str. 46
69120 Heidelberg
www.hochdruckliga.de
Alle wichtigen Informationen zum Thema Bluthochdruck.

M.O.B.I.L.I.S. e.V.
Guntramstr. 9
79106 Freiburg
www.mobilis-programm.de
Schulungsprogramm zur Adipositastherapie der Universitätsklinik Freiburg und der Deutschen Sporthochschule Köln.

ÖSTERREICH UND SCHWEIZ

Österreichische Gesellschaft für Ernährung (ÖGE)
Spargelfeldstr. 191
A-1220 Wien
www.oege.at

Schweizerische Gesellschaft für Ernährung (SGE)
Schwarztorstr. 87
CH-3001 Bern
www.sge-ssn.ch

INTERNET-LINKS

www.bmi-rechner.net
Hier können Sie Ihren persönlichen BMI ermitteln.

www.cholesterinspiegel.de
Wichtige Informationen rund um den Cholesterinspiegel.

www.diabetesgate.de
Themenportal für Diabetiker.

Register

A

B

C

D/E

F

G

H/I/J

K

Rezeptregister

Impressum

© 2013 GRÄFE UND UNZER VERLAG GmbH, München
Aktualisierte Neuauflage von Cholesterin senken mit Wirkstoffen aus der Natur, GRÄFE UND UNZER VERLAG GmbH, 2010, ISBN 978-3-8338-1181-4

Projektleitung: Silvia Herzog
Lektorat: Sylvie Hinderberger
Umschlaggestaltung und Layout: independent Medien-Design, Horst Moser, München
Herstellung: Martina Koralewska
Satz: Christopher Hammond
Reproduktion: Repro Ludwig, Zell am See
Druck und Bindung: Schreckhase, Spangenberg

ISBN 978-3-8338-3409-7
3. Auflage 2015
Die GU-Homepage finden Sie unter www.gu.de

GRÄFE UND UNZER

Ein Unternehmen der
GANSKE VERLAGSGRUPPE

Bildnachweis

Fotoproduktion Cover und S. 34: Fotos mit Geschmack, München

Fotoproduktion Innenteil und U4: Jörn Rynio, Hamburg

Illustration S. 15 und Icons: Miriam Migliazzi & Mart Klein, Berlin

Weitere Fotos: Corbis: S. 8, 18, 23, 24, hintere Innenklappe re.; Fotolia: S. 33, 61, vordere Außenklappe, vordere Innenklappe li. unten, hintere Innenklappe li.; Getty Images: S. 4, 5, 54, vordere Innenklappe li. oben; GU: S. 44 (Kramp + Gölling); iStock: S. 57; Mauritius: S. 6, 36, vordere Innenklappe re.

Syndication:
www.jalag-syndication.de

Wichtiger Hinweis

Die Gedanken, Methoden und Anregungen in diesem Buch stellen die Meinung bzw. Erfahrung der Verfasser dar. Sie wurden von den Autoren nach bestem Wissen erstellt und mit größtmöglicher Sorgfalt geprüft. Sie bieten jedoch keinen Ersatz für persönlichen kompetenten medizinischen Rat. Jede Leserin, jeder Leser ist für das eigene Tun und Lassen auch weiterhin selbst verantwortlich. Weder Autoren noch Verlag können für eventuelle Nachteile oder Schäden, die aus den im Buch gegebenen praktischen Hinweisen resultieren, eine Haftung übernehmen.

QUALITÄTS G|U GARANTIE

Liebe Leserin, lieber Leser,

haben wir Ihre Erwartungen erfüllt? Sind Sie mit diesem Buch zufrieden? Haben Sie weitere Fragen zu diesem Thema? Wir freuen uns auf Ihre Rückmeldung, auf Lob, Kritik und Anregungen, damit wir für Sie immer besser werden können.

GRÄFE UND UNZER Verlag
Leserservice
Postfach 86 03 13
81630 München
E-Mail:
leserservice@graefe-und-unzer.de

Telefon: 00800 / 72 37 33 33*
Telefax: 00800 / 50 12 05 44*
Mo–Do: 8.00–18.00 Uhr
Fr: 8.00–16.00 Uhr
(gebührenfrei in D, A, CH)*

Ihr GRÄFE UND UNZER Verlag
Der erste Ratgeberverlag – seit 1722.

Umwelthinweis

Dieses Buch wurde auf PEFC-zertifiziertem Papier aus nachhaltiger Waldwirtschaft gedruckt.

www.facebook.com/gu.verlag

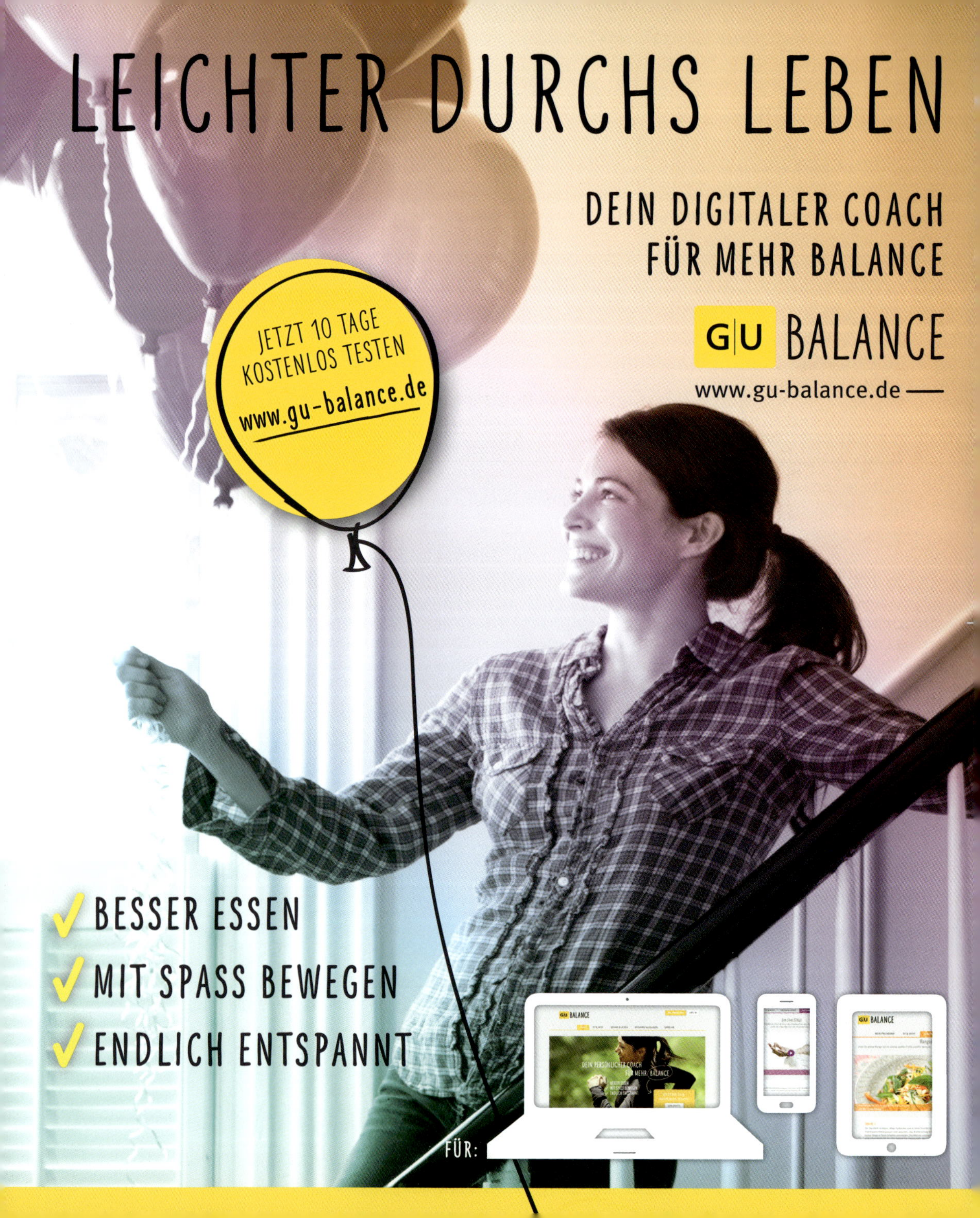

LEICHTER DURCHS LEBEN
DEIN DIGITALER COACH
FÜR MEHR BALANCE
GU BALANCE
www.gu-balance.de
JETZT 10 TAGE
KOSTENLOS TESTEN
www.gu-balance.de
BESSER ESSEN
MIT SPASS BEWEGEN
ENDLICH ENTSPANNT
FÜR: